首都医科大学附属北京佑安医院

肝炎及肝脏肿瘤生物治疗

病例精解

金荣华 / 总主编

闫 军 / 主 编

科学技术文献出版社
SCIENTIFIC AND TECHNICAL DOCUMENTATION PRESS
·北京·

图书在版编目（CIP）数据

首都医科大学附属北京佑安医院肝炎及肝脏肿瘤生物治疗病例精解 / 闫军主编. —北京：科学技术文献出版社，2022.6
ISBN 978-7-5189-7640-9

Ⅰ.①首… Ⅱ.①闫… Ⅲ.①肝炎—生物疗法—病案—分析 ②肝脏肿瘤—生物疗法—病案—分析 Ⅳ.① R575.105 ② R735.705

中国版本图书馆 CIP 数据核字（2020）第 263796 号

首都医科大学附属北京佑安医院肝炎及肝脏肿瘤生物治疗病例精解

策划编辑：蔡　霞　责任编辑：吴　微　责任校对：王瑞瑞　责任出版：张志平

出　版　者　科学技术文献出版社
地　　　址　北京市复兴路15号　邮编　100038
编　务　部　（010）58882938，58882087（传真）
发　行　部　（010）58882868，58882870（传真）
邮　购　部　（010）58882873
官　方　网　址　www.stdp.com.cn
发　行　者　科学技术文献出版社发行　全国各地新华书店经销
印　刷　者　北京虎彩文化传播有限公司
版　　　次　2022年6月第1版　2022年6月第1次印刷
开　　　本　787×1092　1/16
字　　　数　135千
印　　　张　13.25
书　　　号　ISBN 978-7-5189-7640-9
定　　　价　108.00元

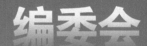

首都医科大学附属北京佑安医院
肝炎及肝脏肿瘤生物治疗病例精解
编者名单

主　编　闫　军

副主编　金　怡　曹振环

编　委　（按姓氏拼音排序）

曹振环　耿　楠　顾　娜　郭　佳　何智敏

金　怡　李文娟　鲁俊锋　王金环　伍慧丽

熊　芳

秘　书　马春华

闫军 女，出生于 1969 年 2 月，中共党员，主任医师，教授，博士研究生导师。现任首都医科大学附属北京佑安医院肝病与肿瘤生物治疗科主任、国际医疗部主任。

从事传染病工作 20 余年，主要研究方向是病毒性肝炎、肝硬化和肝癌。

获得 2007 年北京市组织部优秀人才培养、2008 年北京市卫生局"十百千"卫生人才培养项目资助，2011 年北京市"215"工程肿瘤生物治疗学科带头人，2017 年北京"高创计划"卫生领军人才。

现任中国研究型医院学会肝病专业委员会常务委员，中国医药生物技术协会医药生物技术临床应用专业委员会常务委员，中国医药生物技术协会慢病管理分会常务委员，中华医学会第四届医疗鉴定专家库成员，首都医科大学肿瘤学系、传染病学系委员会委员，北京医学会感染病学分会副主任委员，北京医师协会感染专科医师分会常务理事，北方肝癌治疗专家委员会委员等。

序 言

　　首都医科大学附属北京佑安医院是一家以感染、传染及急慢性相关性疾病群体为主要服务对象和重点学科，集预防、医疗、保健、康复为一体的大型综合性医学中心，形成了病毒性肝炎与肝癌、获得性免疫缺陷综合征（艾滋病）与新发传染病、感染免疫与生物医学三大领域的优势学科。建有北京市肝病研究所、北京市中西医结合传染病研究所、国家中西医结合肝病重点专科、北京市乙型肝炎与肝癌转化医学重点实验室、北京市艾滋病重点实验室、北京市重大疾病临床数据样本资源库、首都医科大学肝病与肝癌临床研究所、北京市国际科技合作传染病转化医学基地。

　　作为感染性和传染性疾病的临床救治中心，首都医科大学附属北京佑安医院承担着北京市，乃至全国突发公共卫生事件及重大传染病的应急和医疗救治任务，积累了大量宝贵的临床经验。随着医学科技的进步，临床专业的划分与定位也日趋精细，对疾病诊疗精准化要求也不断提升。为让临床医生更好地掌握诊治思路、锻炼临床思维、提高诊疗水平，我们将收治的部分典型或疑难病例进行了分门别类的整理，并加以归纳总结和提炼升华，以期将这些宝贵的临床经验更好地留存和传播。

　　本套丛书是典型及疑难病例的汇编，是我院16个重点学科临床经验的总结和呈现，每个病例从主要症状、体征入手，通过病例特点的分析，逐步抽丝剥茧、去伪存真，最终找到疾病的本质，给予患者精准的诊疗。每个病例均通过对临床诊疗的描述，展示出作者的临床思维过程，最后再以病例点评的形式进行总结，体现了理论与实践的结合、多学科的紧密配合，是科室集体智慧的结晶，是编者宝贵经验的精华，相信对大家开拓临床思维、提高临床诊疗水平有所裨益。

本套丛书的编写得到了首都医科大学附属北京佑安医院广大专家们的大力支持和帮助，在此表示感谢。但由于水平有限，书中难免出现错漏之处；加之医学科学快速发展，部分观点需要及时更新，敬请广大读者批评指正。我们也将在提升医疗水平的同时，持续做好临床经验的总结和分享，与大家共同进步，惠及更多的同行与患者。

金荣华

前　言

　　病毒性肝炎是由多种肝炎病毒引起的、以肝脏损伤为主的一组全身性传染病。病毒性肝炎不仅会造成肝功能损伤，部分患者还可能发生癌变，甚至危及生命。急性甲型肝炎在临床中容易诊断，但出现 HBV/HAV 重叠感染时，需要与慢性乙型肝炎急性发作鉴别。急性戊型肝炎通常预后良好，但在老人、孕妇及有基础肝病的患者中，病情较重，易造成肝衰竭，病死率较高。急性乙型 / 丙型肝炎有时很难与慢性乙型 / 丙型肝炎鉴别，需要详细询问流行病学史并仔细观察病原学转归，必要时进行病理检查是明确诊断的重要手段。巨细胞病毒、EB 病毒、单纯疱疹病毒等感染亦可引起肝脏炎症，但它们所致的肝炎是全身感染的一部分。本书通过呈现一些典型病例从而帮助临床医师避免临床误诊及漏诊。

　　肝癌是居我国第四位的常见恶性肿瘤及第二位的肿瘤致死病因，乙型肝炎是我国肝细胞癌最主要的危险因素。肝癌的发病机制十分复杂，其发生、发展和转移与多种基因的突变、细胞信号传导通路和新生血管增生异常等密切相关。临床中常见到确诊时已失去了手术机会的晚期肝癌患者。通过本书我们呈现给大家一些典型的病例，结合患者的疾病特点，通过多学科综合诊疗模式，采用手术、肝动脉化疗栓塞、局部消融、分子靶向、细胞免疫疗法、抗病毒等一系列多学科综合治疗手段，针对患者的不同阶段实施个体化治疗，最大限度地控制肿瘤，提高疗效，使患者的生活质量改善，生存期延长。癌痛是影响晚期肝癌患者生活质量的主要因素。通过对患者疼痛级别的评估，以缓释药物为基础结合即释类药物，并通过剂量转换，最大限度缓解疼痛进而改善患者的生活质量。

本书还收录了慢性乙型肝炎的个体化治疗方案，针对一些特殊人群 [非活动性 HBsAg 携带者、HBeAg 阳性慢性乙型肝炎、核苷（酸）类似物耐药患者、慢性 HBV 携带产后人群等]，采用口服核苷（酸）药物联合干扰素的抗病毒治疗方案，实现部分人群的"功能性临床治愈"，降低乙型肝炎相关肝硬化和（或）肝癌的发生风险。

我们在本书中还编入了疑难罕见肝病病例，如肝淀粉样变性、人肝片形吸虫病、特发性成人肝内胆管缺失症合并药物性肝损伤及肝血管肉瘤。邀请大家随我们一起一步步抽丝剥茧，发现隐藏在深处的"真凶"。

这本病例集的成书凝结了我们团队每一位成员的心血和努力。希望本书能为肝病科医生带来帮助和启发，促使其突破壁垒深入思考，为提高我国肝病的诊疗水平尽一份绵薄之力。

目　录

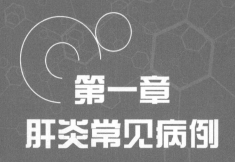

第一章
肝炎常见病例

病例 1　急性乙型肝炎

📋 病历摘要

【基本信息】

患者，男，37岁，主因"乏力、纳差伴尿黄4天"入院。患者于4天前在外就餐及饮酒后出现乏力、食欲缺乏伴尿黄，就诊于社区医院考虑为上呼吸道感染，予以阿奇霉素及非甾体抗炎药口服，但上述症状不能缓解，遂就诊于我院急诊。查肝功能：ALT 2815 U/L，AST 2198 U/L，TBIL 60 μmol/L。

乙型肝炎五项：HBsAg 9144 COI（＋），HBsAb ＜ 2.00 IU/L（－），HBeAg 46.18 COI（＋），HBeAg 浓度 PEI 10.45 U/mL，HBeAb 1.46 COI（－），HBcAb 0.009 COI（＋）。抗 HAV-IgM、抗 HCV-Ab、抗 HEV-IgM、人类免疫缺陷病毒抗体和抗原 P24、梅毒螺旋体抗体均为阴性。PTA 63%。腹部超声：脂肪肝。为求进一步诊治于 2018 年 6 月 12 日收入院。患者自发病以来精神可，食量减少，睡眠无改变，小便黄，大便正常，体重无变化。

既往史：既往体健。偶饮酒。1 年前体检明确无乙型肝炎病史。否认肝病及肿瘤家族史。

【体格检查】

神志清，精神可，皮肤、巩膜轻度黄染，肝掌、蜘蛛痣阴性，心肺查体无明显异常，腹软，无压痛、反跳痛，肝脾肋下未触及，Murphy 征阴性，移动性浊音阴性，双下肢无水肿。

【辅助检查】

血常规：WBC 4.58×10^9/L，Hb 159 g/L，PLT 144×10^9/L。肝功能：ALT 2636.4 U/L，AST 790.3 U/L，TBIL 67 μmol/L，DBIL 44.5 μmol/L，D/T 0.66，ALB 39.6 g/L，γ-GT 115.7 U/L，ALP 143.7 U/L，TBA 157.5 μmol/L，CHE 6522 U/L。肾功能正常。PTA 76%。HBV-DNA 定量（PCR 法）（国产）：1.41×10^4 IU/mL。抗 HBc-IgM：46.85（＋）。自身抗体阴性。免疫球蛋白正常。

【诊断及诊断依据】

诊断：病毒性肝炎，乙型，急性，黄疸型。

诊断依据：患者为中青年男性，急性起病。既往体健，无长期大量饮酒史，1 年前明确无乙型肝炎病史。表现为食欲缺乏、乏力、尿黄。查体无慢性肝病体征，皮肤、巩膜轻度黄染。化验重度肝功能损伤，ALT 及 AST > 2000 U/L，伴轻度黄疸，HBsAg 阳性，HBV-DNA 阳性，余肝炎病毒指标、自身抗体均为阴性，腹部超声示脂肪肝，短期内 HBV-DNA 消失，HBsAg 消失，HBsAb 出现。综上诊断急性乙型肝炎明确。

【治疗】

给予谷胱甘肽、多烯磷脂酰胆碱、甘草酸二胺等保肝降酶，苦黄注射液退黄等支持治疗，并监测病毒学指标变化。治疗 3 周时患者症状缓解，复查肝功能已恢复正常，查乙型肝炎五项示 HBsAg 滴度Ⅱ< 0.05 IU/mL（-），HBsAb 59.81 IU/L（+），HBeAg 0.112 COI（-），HBeAb 0.155 COI（+），HBcAb 0.009 COI（+）。提示 HBsAg、HBeAg 自发血清学转换，HBV-DNA 转阴，PTA 恢复正常，临床经过也符合急性乙型肝炎的特点。患者病情好转出院，继续口服保肝药物。

【随访】

半年时门诊复查，肝功能正常。乙型肝炎五项示 HBsAg 滴度Ⅱ< 0.05（-），抗 -HBs 抗体 991.5（+），HBeAg 0.129（-），抗 -HBe 0.011（+），抗 -HBc 0.007（+）。HBV-DNA 未检测到。腹部 B 超提示脂肪肝，肝内钙化灶。肝弹性（E）4.9 kPa。

病例分析

1. 肝功能异常的鉴别诊断

（1）病毒性肝炎：是由甲、乙、丙、丁、戊型病毒，以及巨细胞病毒、EB 病毒等多种肝炎病毒引起的以肝脏病变为

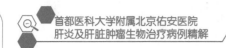

主的一种感染性疾病，是我国引起肝功能异常最常见的原因。临床表现差异很大，包括隐性感染、急性肝炎、慢性肝炎，少数可发展为重型肝炎、肝衰竭。临床上以食欲缺乏、恶心、呕吐、上腹部不适、肝区痛、乏力、尿黄为主要表现。化验相应病毒学指标阳性，肝功能异常。该患者此次 HBsAg 由阴性转为阳性，其余病毒肝炎指标均为阴性，故考虑急性乙型病毒性肝炎。

（2）酒精性肝病：是由于长期大量饮酒导致的肝脏疾病。诊断标准如下，一般饮酒超过5年，折合乙醇量男性≥40 g/d，女性≥20 g/d；或2周内有大量饮酒史，折合乙醇量＞80 g/d。初期通常表现为脂肪肝，进而可发展成酒精性肝炎、肝纤维化和肝硬化。其主要临床特征是恶心、呕吐、黄疸，可有肝大和压痛。严重酗酒时可诱发广泛肝细胞坏死，甚至肝衰竭。酒精性肝病是我国常见的肝脏疾病之一。该患者偶尔饮酒，未达到饮酒量标准，故不考虑该诊断。

（3）非酒精性脂肪性肝病：是一种与胰岛素抵抗和遗传易感密切相关的代谢应激性肝损伤，包括非酒精性肝脂肪变、非酒精性脂肪性肝炎、肝硬化和肝细胞癌，无过量饮酒等导致肝脂肪变的其他原因，常存在营养过剩、肥胖和代谢综合征相关表现，需除外其他疾病导致的脂肪肝才能诊断。该患者虽 B 超提示脂肪肝，但临床症状不符合，不考虑该诊断。

（4）药物性肝损伤：指由各类处方或非处方的化学药物、生物制剂、传统中药、天然药、保健品、膳食补充剂及其代谢产物乃至辅料等所诱发的肝损伤。常于应用损肝药物1～4周内出现乏力、纳差、上腹部不适等肝损伤表现，初始症状可有发热、皮肤瘙痒、皮疹等过敏表现，可有尿黄、大便灰白等肝内胆汁淤积表现，查末梢血中嗜酸性粒细胞＞6%，化验ALT、AST、GGT、TBIL、ALP等升高。该患者发病初期口服阿奇霉素及非甾体抗炎药，需警惕合并药物性肝损伤可能，结合患者临床症状随着HBV的清除快速好转，不考虑该诊断。

（5）自身免疫性肝炎：是一种由针对肝细胞的自身免疫反应所介导的肝脏实质炎症，以血清自身抗体阳性、高免疫球蛋白G和（或）γ球蛋白血症、肝组织学上存在界面性肝炎为特点。女性多见，临床表现多样，一般表现为慢性、隐匿起病，但也可表现为急性发作，甚至引起急性肝衰竭。因此，对于原因不明的肝功能异常者应完善自身抗体、免疫球蛋白等相关检测。该患者为男性，临床表现为急性肝炎经过，进一步完善自身抗体均为阴性，故不考虑该诊断。

2. 急性乙型肝炎的诊断标准

（1）有流行病史或输血、血制品或其他药物注射史。

（2）急性肝炎的临床表现。

（3）肝功能试验，特别是ALT和AST增高，可伴有或不伴有胆红素增高。

（4）急性期HBsAg阳性，可能伴有短暂HBeAg、HBV-DNA阳性；抗HBc-IgM高滴度阳性，抗HBc-IgG低滴度阳性。

（5）恢复期HBsAg和抗HBc-IgM低滴度下降，最后转阴，抗HBc-IgG滴度上升，以后出现抗-HBs阳性。

3. 急性乙型肝炎和慢性乙型肝炎急性发作的鉴别

两者有类似的临床表现和生化改变，而患者常不能确定既往有无HBV病史，故临床上难以鉴别。治疗上急性型肝炎不

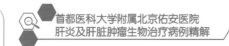
需抗病毒治疗多可自愈，慢性型肝炎急性发作则是应用抗病毒药物的最佳时机，正确鉴别二者对指导治疗及判断预后非常重要。目前尚无特异指标可用于二者鉴别。一些研究表明，非母婴传播途径、基线高 ALT 水平和抗 HBc-IgM 滴度高、动态观察 HBV-DNA 和血清学标志快速转换、腹部 B 超未见慢性表现等均有助于提示急性乙型肝炎。

4. 急性乙型肝炎的治疗

一般为自限性，多可完全康复，不需特殊抗病毒治疗。治疗主要是适当休息，饮食清淡易消化，补充热量和维生素，一般采取对症支持治疗，避免应用肝损伤药物。在病程中严密观察有无肝衰竭发生，成年急性乙型肝炎有 5% ～ 10% 转慢性，所以恢复期定期随访有无慢性化。

5. 乙型肝炎的预防

接种乙型肝炎疫苗是我国预防和控制乙型肝炎流行最有效的措施。首先，新生儿应普遍接种乙型肝炎疫苗降低母婴传播；其次，与 HBV 感染者密切接触者、医务工作者、同性恋、药物成瘾者等高危人群，以及从事托幼保育、食品加工、饮食服务等职业的人群要加强预防工作。及时注射乙型肝炎免疫球蛋白属于被动免疫。

病例点评

本例患者急性起病，实验室检查提示为乙型肝炎病毒感染引起的肝炎表现，诊断是急性乙型肝炎还是慢性乙型肝炎急性发作需要进一步鉴别。本例患者提供了 1 年前 HBsAg 阴

笔记

性结果，故急性乙型肝炎诊断明确，给予保肝治疗后肝功能恢复正常，HBsAg、HBeAg 自发血清学转换，实现了临床治愈。对于不能提供既往 HBsAg 阴性结果的病例，则应仔细询问家族史，检查是否有慢性肝病体征，动态观察 HBV-DNA、HBsAg、HBeAg 水平变化情况，查腹部 B 超判断是否存在慢性肝病表现等进行进一步鉴别。

（李文娟）

参考文献

[1] 李强，卓其斌，黄玉仙，等．急性乙型肝炎与慢性乙型肝炎急性发作的临床特征比较 [J]．临床肝胆病杂志，2016，32（4）：706-710.

[2] 李兰娟，任红，高志良，等．传染病学 [M]．9 版．北京：人民卫生出版社，2018：42-49.

[3] 王贵强，王福生，成军，等．慢性乙型肝炎防治指南（2015 年更新版）[J]．临床肝胆病杂志，2015，31（12）：1941-1960.

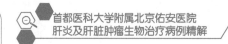

病例 2 急性丙型肝炎

病历摘要

【基本信息】

患者，女，53岁，主因"乏力、恶心、呕吐10天，肝功能异常3天"入院。10天前患者旅游时出现乏力、恶心、呕吐，为非喷射性，呕吐物为胃内容物，伴上腹部胀痛、前胸及后背疼痛，伴反酸、胃灼热，并逐渐出现尿黄、眼黄，伴食欲缺乏，饭量减少为原来的一半，未诊治。3天前就诊于当地医院，化验肝功能：ALT 1075.8 U/L，AST 593.9 U/L，TBIL 85.0 μmol/L，DBIL 62.7 μmol/L，HCV-Ab 阳性 8.03 S/CO，HBsAg、抗 HAV-IgM 阴性，查腹部 CT 提示血管瘤。诊断为"肝功能异常 丙型肝炎?"，给予保肝治疗后自觉恶心、呕吐好转，为求进一步诊治转入我院，门诊以"肝功能异常"于2015年11月12日收入院。患者自发病以来，精神可，食量减少，睡眠无改变，尿黄，大便正常，体重减轻4 kg。既往高血压病史40年，血压最高达 180/110 mmHg，规律用药，目前口服缬沙坦氨氯地平片1片/日，美托洛尔控释片1片/日，阿司匹林肠溶片1片/日，平时血压波动在 140/90 mmHg 左右。2型糖尿病病史8年，空腹血糖最高达 19 mmol/L，目前应用诺和灵R、诺和灵N控制血糖。2个月前左手示指被菜刀切伤，换药后指甲下局部淤血。2015年9月22日于当地化验 HCV-Ab 阴性。

既往史：否认饮酒史、输血史、不洁性生活史。否认肝病及肿瘤家族史。

【体格检查】

神志清楚，肝掌、蜘蛛痣阴性，皮肤、巩膜轻度黄染，心肺检查未见明显异常，腹软，全腹无压痛、反跳痛，肝剑突下3 cm，质软，轻度触痛，脾肋下未触及，Murphy征阴性，肝区叩痛阴性，移动性浊音阴性，双下肢无水肿。双侧扑翼征、踝阵挛阴性。左手示指指尖局部淤血。

【辅助检查】

血常规：WBC 4.88×10^9/L，Hb 132.0 g/L，PLT 295.0×10^9/L。肝功能：ALT 422.8 U/L，AST 154.8 U/L，TBIL 54.0 μmol/L，DBIL 30.4 μmol/L，D/T 0.56，ALB 37.2 g/L，γ-GT 1772.2 U/L，ALP 216.2 U/L，TBA 26.5 μmol/L，CHE 8028.0 U/L。肾功能、血生化、凝血功能正常。HCV-Ab Ⅱ 63.84阳性。乙型肝炎五项、抗HAV-IgM、抗HEV-IgM均阴性。自身抗体阴性。免疫球蛋白正常。AFP 23.37 ng/mL。HCV-RNA荧光定量 4.24×10^5 IU/mL。丙肝病毒基因分型1b型。腹部超声：胆囊壁毛糙增厚，腹部胀气。

【诊断及诊断依据】

诊断：病毒性肝炎，丙型，急性，黄疸型；高血压3级，极高危；2型糖尿病。

诊断依据：患者为中年女性，否认肝病史，急性病程，此次旅游后出现乏力、恶心、呕吐伴眼黄、尿黄症状，查体皮肤、巩膜轻度黄染，肝大，质软，轻度触痛，化验肝功能重度损伤，ALT > 1000 U/L，伴轻度黄疸，化验HCV-Ab由阴性转为阳性，HCV-RNA阳性，除外其他病毒性肝炎、自身免疫性肝病等，故诊断为急性丙型肝炎。

【治疗】

给予聚乙二醇干扰素 α-2b 注射剂佩乐能 50 μg，每周 1 次皮下注射，联合口服利巴韦林（ribavirin，RBV）每次 300 mg，每日 3 次，抗丙肝病毒治疗，患者注射干扰素后自觉全身酸痛，无发热，持续约 2 天后好转。化验白细胞轻度下降，考虑与干扰素相关，给予利可君、盐酸小檗胺升白细胞治疗后好转。2 周后将佩乐能加量为 80 μg，每周 1 次皮下注射，因贫血 Hb 由 125 g/L 下降至 98 g/L，将利巴韦林减量为每次 400 mg、每日 2 次，并纠正贫血，治疗后好转。治疗 1 个月后复查肝功能恢复正常，HCV-RNA < 50 IU/mL。住院期间给予降糖、降压治疗，血糖、血压控制满意。患者症状好转，肝功能恢复正常出院。

【随访】

门诊继续佩乐能联合利巴韦林治疗。治疗半年时因患者食欲差、恶心、呕吐胃内容物、乏力等症状，停用利巴韦林，之后症状好转，继续佩乐能治疗总计 24 周。治疗结束时复查肝功能正常，HCV-RNA < 50 IU/mL。目前停药 2 年余，病情稳定。

病例分析

1. 肝功能异常的鉴别诊断

（1）其他病毒性肝炎：甲、乙、戊、丁型病毒，以及巨细胞病毒、EB 病毒等均可导致肝脏受损，可以有相似的临床表现和生化检查结果，主要依靠相应的病毒学或血清学检查结果阳性明确诊断。该患者其他病毒学指标均为阴性，故可以排除。

（2）药物性肝损伤：应用损肝药物后出现乏力、纳差、上腹部不适等肝损伤表现，可伴有发热、皮疹等过敏表现，也可有尿黄、皮肤瘙痒、大便灰白等肝内胆汁淤积表现。停药后肝功能可逐渐恢复。该患者长期使用降压药物、胰岛素，近期未换药，有明确的 HCV 感染，不支持该诊断。

（3）非酒精性脂肪性肝炎：该患者无饮酒史，体型肥胖，合并有糖尿病，需警惕非酒精性脂肪性肝炎。此次急性肝损伤有明确的 HCV 感染，故不考虑该诊断。

（4）自身免疫性肝炎：是自身免疫反应所介导的肝脏炎症，多见于女性患者。该患者化验自身抗体、特种蛋白均为阴性，故可排除。

2. 急性丙型肝炎诊断标准

HCV-RNA 阳性且符合下列任何一项：①有明确的就诊前6 个月以内的流行病学史，如输血史、应用血液制品史或明确的 HCV 暴露史；②临床表现呈现急性丙型肝炎的特征；③肝组织病理学检查呈现急性丙型肝炎的特征；④其他辅助检查呈现急性丙型肝炎的特征；⑤抗 -HCV 检测结果阴性，且排除免疫抑制状态。

3. 急性丙型肝炎治疗

除了血液与体液消毒隔离及保肝、降酶、退黄等一般支持治疗外，最重要的是抗病毒治疗。急性丙型肝炎患者，只要血清 HCV-RNA 阳性，尽快开始抗病毒治疗，可降低慢性肝炎发生率，达到治愈的效果。治疗前需检测 HCV-RNA 基因分型，决定治疗方案、疗程及预后。我国现阶段 HCV 感染者抗病毒治疗推荐的首选方案是长效干扰素 PEG-IFNα 联合应用利巴韦林（PR 方案），可应用于所有基因型 HCV 感染同时无治疗禁忌证的患者。我国 2015 年《丙型肝炎防治指南》中指出，对于急性 HCV 感染者推荐单用 PEG-IFNα 治疗，单用 IFN 治疗获得持续病毒应答率（sustained virological response，SVR）高达 90%。对于 HIV 患者合并急性 HCV 感染时，单用 IFN 获得 SVR 率较低，可考虑予以 PR 治疗，其疗程为 24 周。治疗过程中应根据治疗中病毒学应答情况进行个体化治疗。定期监测血液学、生物化学指标和 HCV-RNA 水平，以及不良反应等。如果存在 IFN 和 RBV 的禁忌证或者不能耐受，需要尽早进行直接抗病毒药物（direct-acting antivirals，DAAs）治疗。DAAs 包括非结构蛋白 NS3/4A 蛋白酶抑制剂、NS5A 抑制剂和 NS5B 聚合酶抑制剂等。不同 HCV 基因型患者，采用 DAAs 治疗方案的疗程不同。目前 DAAs 在我国已有多种药物获批上市，DAAs 药物治疗慢性 HCV 的 SVR 率高达 95% 以上，2018 年新版 EASL 丙型肝炎治疗指南中抗 -HCV 的首选治疗方案已经更改为无 IFN，无 RBV，基于 DAAs 治疗的方案，其使用更简单，疗程更短，不良反应更小，疗效更好，为临床提供了更方便简洁的治疗方案。该患者在发病时临床表现重，肝损伤重，伴胆汁淤积表现，当时无法获得 DAAs，选择了 PR 方案，疗程 24 周，获得了 HCV 治愈。

4. 急性丙型肝炎预后

大约最高 50% 的急性 HCV 感染者可自发清除病毒，多数发生于出现症状后的 12 周内，55%～85% 可发展为慢性。如积极抗病毒治疗，可清除 HCV，获得治愈。

病例点评

本例患者既往检查 HCV-Ab 阴性，此次发病后 HCV-Ab 转为阳性，HCV-RNA 阳性，故诊断为急性丙型肝炎。考虑到急性丙型肝炎较容易发展为慢性，予积极抗病毒治疗，当时无法获得 DAAs，选择了 PR 方案，并对症处理相关不良反应，实现临床治愈。目前 DAAs 在我国已有多种药物获批上市，丙肝患者的抗病毒治疗有了更多选择。

（李文娟）

参考文献

[1] 中华人民共和国国家卫生和计划生育委员会 .WS 213-2018 丙型肝炎诊断 [J]. 临床肝胆病杂志，2018，34（8）：1619-1621.

[2] 李兰娟，任红，高志良，等 . 传染病学 [M]. 9 版 . 北京：人民卫生出版社，2018：43-45.

[3] 中华医学会肝病学分会，中华医学会感染病学分会 . 丙型肝炎防治指南（2015年更新版）[J]. 临床肝胆病杂志，2015，31（12）：1961-1979.

[4] PAWLOTSKY J M，NEGRO F，AGHEMO A，et al. EASL Recommendations on Treatment of Hepatitis C 2018[J]. J Hepatol，2018，69（2）：373-395.

[5] MISRA S，DIETERICH D T，SABERI B，et al. Direct-acting antiviral treatment of acute hepatitis C virus infections[J]. Expert Review of Anti-infective Therapy，2018，16（8）：599-610.

病例 3　急性戊型肝炎合并亚急性肝衰竭

病历摘要

【基本信息】

患者，男，67 岁，主因"胃部不适 2 周，尿黄、眼黄 1 周"入院。2 周前患者无明显诱因出现胃部不适，纳差，进食量下降，口服附子理中丸 1 周，效果差，1 周前出现尿黄如浓茶水样、眼黄，伴恶心，无呕吐、发热。于当地医院住院，查肝功能（2019-3-14）：ALT 1141 U/L，AST 829 U/L，TBIL 49.4 μmol/L，DBIL 25.3 μmol/L，ALB 45.3 g/L。HBsAg、HCV-Ab 阴性。腹部 B 超：肝囊肿、脂肪肝、胆囊壁毛糙。腹部 CT 平扫：①胆囊炎？胆囊周围积液？②肝囊肿可能；③胰头钙化灶？胃镜检查：十二指肠多发溃疡。肠镜检查：乙状结肠及直肠多发息肉，并行息肉切除。考虑"急性胆囊炎、药物性肝损伤"，给予保肝、拉氧头孢联合莫西沙星抗感染等治疗 6 天，症状无好转。复查肝功能（2019-3-21）：ALT 647 U/L，AST 430 U/L，TBIL 297.4 μmol/L，DBIL 188.5 μmol/L，ALB 32.7 g/L。为求进一步诊治于 2019 年 3 月 22 日转入我院急诊，以"肝功能异常"收入我科。患者自发病以来，精神可，睡眠欠佳，尿黄，肠镜后排稀便 3 ～ 4 次 / 天，2 周内体重减轻 3 kg。

既往史：有长期大量饮酒史 50 年，饮 42 度白酒平均 50 ～ 100 g/d，近 1 年间断口服"药酒"约 6 瓶半（每瓶 500 mL）。否认肝病及肿瘤家族史。

【体格检查】

神志清，肝掌、蜘蛛痣阴性，皮肤、巩膜重度黄染，心肺查体无异常，腹平软，右上腹轻压痛，无反跳痛，肝脾肋下未触及，Murphy 征阳性，移动性浊音阴性，肝区无叩痛，双下肢无水肿，双侧扑翼征、踝阵挛阴性。

【辅助检查】

血常规：WBC 6.68×10^9/L，Hb 142 g/L，PLT 109×10^9/L，NE% 65.3%。尿常规：胆红素（+++）。便常规：黄色软便，红白细胞（-），OB（+++）。肝功能：ALT 813.7 U/L，AST 618.3 U/L，TBIL 351.9 μmol/L，DBIL 236.9 μmol/L，D/T 0.67，ALB 31.4 g/L。肾功能：正常。血氨：55 μg/dL。凝血项：PTA 35%，INR 2.16。抗 HEV-IgM：阳性。抗 HEV-IgG：阳性。HEV-RNA：阳性。HBsAg、HCV-Ab、抗 HAV-IgM：阴性。自身抗体：阴性。AFP：13.85 ng/mL。胸部 CT 平扫：①双肺炎症伴右侧少量胸腔积液；②纵隔淋巴结轻度增大。腹部 CT 增强：①肝脏炎性改变可能（请结合临床）；②肝硬化不除外，腹腔积液，胆囊炎；③肝脏多发囊肿，左侧肾囊肿。

【诊断及诊断依据】

诊断：病毒性肝炎，戊型，亚急性，肝衰竭；腹腔积液；低蛋白血症；高血氨症；脂肪肝；肝囊肿；胆系感染；肺部感染；右侧胸腔积液；十二指肠溃疡；左侧肾囊肿；结直肠息肉切除术后。

诊断依据：患者为老年男性，亚急性起病，有长期大量饮酒史，未达到酒精性肝病诊断标准。近 1 年间断口服"药酒"。2 周前胃部不适，纳差，恶心，尿黄。查体：皮肤、巩膜重度

黄染,右上腹压痛,Murphy 征阳性。化验 ALT > 1000 U/L,
TBIL 最高至 400 μmol/L,PTA < 40%,抗 HEV-IgM 及抗 HEV-IgG
均为阳性,HEV-RNA 阳性。明确诊断为急性戊型肝炎。该患
者高龄,疾病进展快,短期内胆红素快速上升,PTA 下降至 <
40%,同时合并胆系感染、肺部感染、胸腔积液和腹腔积液等
多种并发症,诊断急性戊型肝炎合并亚急性肝衰竭明确。

【治疗】

患者病情危重,进展快,下病危通知书,积极给予头孢哌
酮舒巴坦抗感染,谷胱甘肽、多烯磷脂酰胆碱保肝降酶,苦黄
注射液退黄,丁二磺酸腺苷蛋氨酸利胆,补充白蛋白、血浆、
维生素 K_1,利尿,抑酸,加强营养等对症支持治疗,患者症状
逐渐好转,转氨酶逐渐下降,TBIL 短暂上升至最高 402.4 μmol/L
后逐渐下降,PTA 逐渐回升。治疗 3 周时患者症状完全缓解。
复查肝功能:ALT 27.7 U/L,AST 34.4 U/L,TBIL 133.8 μmol/L,
DBIL 110.7 μmol/L。PTA 75%。HEV-RNA 阴性。抗 HEV-IgM 及
抗 HEV-IgG 均为阳性。继续保肝、退黄治疗。治疗 50 天时复
查肝功能:ALT 7.9 U/L,AST 18 U/L,TBIL 32.3 μmol/L,DBIL
26.5 μmol/L,ALB 35.5 g/L。抗 HEV-IgM 及抗 HEV-IgG 仍为阳
性。腹部 B 超:弥漫性肝病表现,脂肪肝,脾厚,肝囊肿(多
发),胆囊稍大,胆囊壁毛糙。肝弹性:24.6 kPa。

病例分析

1. 肝功能异常的鉴别诊断

(1)其他病毒性肝炎:如甲、乙、丙、丁型病毒及巨细胞

病毒、EB病毒等均可导致肝脏受损，可根据原发病的临床特点和相应的病毒学或血清学检查结果进行鉴别。该患者其他病毒学指标均为阴性，故可以排除。

（2）药物性肝损伤：有使用肝损伤药物的历史，停药后肝功能可逐渐恢复。该患者既往口服药酒、附子理中丸等，需进一步除外该病可能。患者在外院曾诊断为"药物性肝损伤"，因没有完善相应病毒学指标，容易误诊。

（3）酒精性肝炎：由长期大量饮酒导致的肝脏疾病。一般饮酒超过5年，折合乙醇量男性≥40 g/d，女性≥20 g/d；或2周内有大量饮酒史，折合乙醇量＞80 g/d。该患者有长期大量饮酒史，但未达到酒精性肝病诊断标准；近1年间断口服药酒，具体乙醇含量不详，需进一步除外该病可能。结合戊型肝炎病毒学指标阳性，故可除外该病。

（4）其他原因引起的黄疸：包括溶血性黄疸和梗阻性黄疸，常见于胆石症、恶性肿瘤等，进一步完善腹部影像学检查可除外。

2. 急性戊型肝炎的介绍

（1）流行病学：由戊型肝炎病毒（HEV）引起的以肝脏病变为主的一种传染性疾病。传染源是急性期患者和隐性感染者，主要由粪-口途径传播，人群普遍易感，有春、冬季高峰。

（2）诊断：根据患者的流行病学史、临床表现及实验室检测结果综合诊断。少数戊型肝炎患者始终不产生抗HEV-IgM和抗HEV-IgG，两者均阴性时不能完全排除戊型肝炎，血/便HEV-RNA阳性可诊断。

（3）治疗：无特效治疗方法。早期患者应卧床休息，加强营养，主要是护肝和对症支持治疗，如发展为肝衰竭需积极治疗并发症。2018 年新版 EASL 指南指出，急性 HEV 感染通常不需要抗病毒治疗。严重急性戊型肝炎或慢加急性肝衰竭患者可考虑利巴韦林治疗。

（4）预后：一般戊型肝炎多为急性经过，病情较甲型肝炎重，病死率为 1% ～ 5%。临床观察、流行病学调查和肝组织检查均发现，3% ～ 10% 急性戊型肝炎患者可有病程超过 6 个月的迁延现象。

3. 肝衰竭的诊治

（1）诊断：肝衰竭是由多种因素引起的严重肝脏损伤，导致合成、解毒、代谢和生物转化功能严重障碍或失代偿，出现以黄疸、凝血功能障碍、肝肾综合征、肝性脑病、腹腔积液等为主要表现的一组临床综合征。基于病史、起病特点及病情进展速度，肝衰竭可分为四类：急性肝衰竭、亚急性肝衰竭、慢加急性（亚急性）肝衰竭和慢性肝衰竭。该患者是由戊型肝炎病毒引起的亚急性肝衰竭。起病较急，2 ～ 26 周出现以下表现者可诊断为肝衰竭：①极度乏力，有明显的消化道症状；②黄疸迅速加深，血清 TBIL ≥ 10 × ULN 或每日上升 ≥ 17.1 μmol/L；③伴或不伴肝性脑病；④有出血表现，PTA ≤ 40%（或 INR ≥ 1.5）并排除其他原因。

（2）治疗：肝衰竭的治疗原则上强调早期诊断、早期治疗，采取相应的病因治疗和综合治疗措施，并积极防治并发症。一般对症支持治疗包括卧床休息，加强营养，积极纠正低蛋白血症。给予保肝药物治疗，推荐应用抗炎护肝药物、肝细胞膜保护剂、解毒保肝药物及利胆药物。针对不同病因导致的肝衰竭要注重去除诱因。一般内科治疗效果不佳时，可考虑人工肝支持。经积极内科综合治疗和（或）人工肝治疗疗效欠佳者可考虑肝移植，这是治疗各种原因所致的中晚期肝功能衰竭的最有效方法。

病例点评

在老人、孕妇及有基础肝病的患者中，急性 HEV 感染病情较重，易造成肝衰竭，病死率较高。本例患者为急性戊型肝炎并发亚急性肝衰竭，确诊后及时给予对症支持治疗，加强营养、保肝、控制感染等并发症治疗，肝功能逐渐恢复，但需长期随访，警惕肝炎慢性化或肝纤维化。

（李文娟）

参考文献

[1] 李兰娟，任红，高志良，等 . 传染病学 [M]. 9 版 . 北京：人民卫生出版社，2018：25-49.

[2] EASL. EASL Clinical Practice Guidelines on hepatitis E virus infection[J]. J Hepatol, 2018, 68（6）：1256-1271.

[3] 中华医学会感染病学分会肝衰竭与人工肝学组，中华医学会肝病学分会重型肝病与人工肝学组 . 肝衰竭诊治指南（2018 年版）[J]. 临床肝胆病杂志, 2019, 35（1）：38-44.

[4] 吴婧雯，张继明 . 戊型肝炎病毒感染引起急性肝衰竭 [J]. 肝脏, 2017, 22（6）：497，555.

[5] 张冬琴，龚作炯 . 戊型肝炎相关性慢性加急性肝衰竭研究进展 [J]. 中西医结合肝病杂志, 2016, 26（5）：317-320.

病例 4　慢性乙型肝炎合并甲型肝炎

病历摘要

【基本信息】

患者，男，43 岁，主因"乙型肝炎标志物阳性 28 年，乏力、厌油、尿黄 20 天"收入院。28 年前体检时发现乙型肝炎表面标志物阳性，无肝功能异常，未治疗。2 年前开始干扰素抗病毒治疗 6 个月，此后因不耐受干扰素不良反应，改为口服抗病毒药治疗 3 个月（具体不详），自觉病情好转，自行停药，此后未复查。20 余天前出现乏力，伴恶心、尿黄，口服抗病毒口服液，效果不佳。3 天前就诊于当地医院，化验肝功能提示黄疸重度升高，腹部 CT 示肝外胆管扩张，右侧肾下极囊肿，于当地医院保肝对症治疗效果欠佳，为进一步治疗收入院。

既往史：否认药物过敏史。41 年前行阑尾切除术。1 年前诊断为"2 型糖尿病"，未控制血糖。

【体格检查】

体温 36.5 ℃，血压 110/70 mmHg，心率 80 次 / 分，呼吸 20 次 / 分，神志清，精神可，皮肤、巩膜重度黄染，肝掌阳性，双肺呼吸音清，未闻及干、湿性啰音，心律齐，各瓣膜未闻及病理性杂音，腹软，肝脾肋下未触及，Murphy 征阳性，右上腹轻压痛，无反跳痛，肝区叩痛阴性，移动性浊音阴性，双下肢无水肿。

【辅助检查】

入院后化验提示：WBC 5.99×10^9/L，Hb 126 g/L，PLT 309×10^9/L。ALT 193.8 U/L，AST 110.7 U/L，TBIL 161.3 μmol/L，D/T 0.74，ALB 36.5 g/L，γ-GT 115 U/L，ALP 115 U/L。葡萄糖 5.79 mmol/L，钾 5.07 mmol/L，钠 134.5 mmol/L，氯 96.8 mmol/L。PCT 2.44 ng/mL。PTA 78%。CRP 32 mg/L。HBsAg 滴度 60.95 IU/mL（＋），抗 -HBs 46.97 IU/L（＋），抗 -HBe 0.002 COI（＋），抗 -HBc 0.007 COI（＋）。乙型肝炎病毒 HBV-DNA 测定 6.17×10^2 IU/mL。抗 HAV-IgM 7.52 COI（＋）。肿瘤标志物：CA199 63.13 U/mL，其余肿瘤标志物正常。

腹部 CT 增强扫描：①肝脏炎性改变，肝尾叶囊肿；②右侧肾囊肿；③胆囊炎。

【诊断及诊断依据】

诊断：病毒性肝炎，乙型，慢性，重度；病毒性肝炎，甲型，急性黄疸型；低白蛋白血症；慢性胆囊炎；胆系感染；2 型糖尿病；肝囊肿；肾囊肿。

诊断依据：患者为中年男性，慢性乙型肝炎病史 28 年，未规范治疗。入院后查肝功能异常，抗 HBV-DNA 阳性，结合患者病史及临床表现，考虑病毒性肝炎乙型、慢性、重度诊断成立。患者转氨酶升高，TBIL 升高，抗 HAV-IgM 阳性，追问病史近期有生食海鲜史，支持病毒性肝炎、甲型诊断。结合患者腹部压痛，Murphy 征阳性，血常规及炎性指标升高，腹部 CT 提示慢性胆囊炎，考虑胆系感染诊断成立。

【治疗】

糖尿病饮食，进行保肝、退黄、抗感染治疗，口服葡萄糖苷酶抑制剂控制血糖，予恩替卡韦抗乙型肝炎病毒治疗。

病例分析

1. 肝功能异常常见病因

（1）感染：寄生虫（血吸虫、华支睾吸虫、阿米巴原虫）、钩端螺旋体、细菌、病毒均可造成肝脏损伤。其中尤以病毒最常见。该患者有慢性乙型肝炎基础，未规律治疗，入院后查 HBV-DNA 6.17×10^2 IU/mL 考虑活动性慢性乙型肝炎导致肝功能异常，但入院后完善检查，发现抗 HAV-IgM 阳性，提示现症感染。腹部 CT 除外恶性占位及肝硬化，故此患者为慢性乙型肝炎与甲型肝炎重叠感染导致的肝功能异常。

（2）化学药品中毒：如四氯化碳、氯仿、磷、锑、砷剂等，往往可破坏肝细胞的酶系统，引起代谢障碍，或使氧化磷酸化过程受到抑制，导致肝细胞变性坏死。该患者无毒物接触史，故可除外该诊断。

（3）免疫功能异常：肝病可以引起免疫反应异常，免疫反应异常又是引起肝脏损伤的重要原因之一。例如，乙型肝炎病毒引起的体液免疫和细胞免疫都能损伤肝细胞；HBsAg、HBcAg、HBcAg 等能结合到肝细胞表面，改变肝细胞膜的抗原性，引起自身免疫。又如原发性胆汁性肝硬化，患者血内有多种抗体（抗小胆管抗体、抗线粒体抗体、抗平滑肌抗体、抗核抗体等），也可能是一种自身免疫性疾病。该患者自身免疫抗体均为阴性，不支持该诊断。

（4）营养不足：缺乏胆碱、甲硫氨酸时，可以引起肝脂肪性变。这是因为肝内脂肪的运输须先转变为磷脂，而胆碱是卵磷脂的必须组成部分。甲硫氨酸供给合成胆碱的甲基。当这些物质缺乏时，脂肪从肝中移除受阻，造成肝的脂肪变性。该患者营养正常，腹部 CT 未见脂肪肝，故不支持该诊断。

（5）胆道阻塞：胆道阻塞（如结石、肿瘤、蛔虫等）使胆汁淤积，如时间过长，可因潴留的胆汁对肝细胞的损伤作用和肝内扩张的胆管对血窦压迫造成肝缺血，而引起肝细胞变性和坏死。该患者入院后复查腹部 CT 未见肝内胆管扩张，故不支持该诊断。

（6）血液循环障碍：如慢性心力衰竭会引起肝淤血和缺氧。该患者无心脏病、高血压等慢性病史，故不考虑此诊断。

（7）肿瘤：患者腹部 CT 未见肝占位，故可除外该诊断。

（8）遗传缺陷：有些肝病是由于遗传缺陷而引起的遗传性疾病。例如，由于肝脏不能合成铜蓝蛋白，使铜代谢发生障碍，而引起肝豆状核变性；肝细胞内缺少 1- 磷酸葡萄糖半乳糖尿苷酸转移酶，1- 磷酸半乳糖不能转变为 1- 磷酸葡萄糖而发生蓄积，损伤肝细胞，引起肝硬化。患者无肝病家族史，否认遗传病史，故不支持该诊断。

2. HBV/HAV 重叠感染

甲型病毒性肝炎是一种全世界流行的传染病，但是在发展中国家更常见。尽管甲型肝炎病毒感染儿童通常没有症状或者是亚临床的，其临床表现形式却可以差异巨大，从轻度流感样症状到暴发型肝炎。我国的一项血清流行病学研究发现，二重感染的感染率在各种类型的肝炎病毒中为 32.4%（68/210），其中乙型肝炎病毒、甲型肝炎病毒的二重感染占所有二重感染的

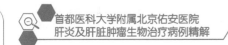

41.2%（28/68）。HBV/HAV 重叠感染的预后大多良好，其临床转归主要取决于原有肝脏疾病的严重程度，如果原有肝脏疾病较重，则病情多趋向严重，预后较差。

3. 病毒之间相互作用

甲型肝炎病毒被报道可以抑制乙型肝炎病毒的复制，HAV 裂解感染的肝细胞主要是通过 T 细胞介导的细胞毒性机制而不是病毒的直接致细胞病变效应。有学者认为，被感染的肝细胞大量坏死导致 HBV-DNA 减少，甲型肝炎病毒引起被感染的肝细胞大片坏死，导致转氨酶升高，随后清除 HBV-DNA 和 HBeAg。然而，HAV 特异性的 T 淋巴细胞介导的细胞毒作用不可能清除所有被 HBV 感染的肝细胞，非溶细胞的抗病毒效应可能对 HBV 病毒清除具有重大意义，甲肝病毒诱导的细胞因子的产生也可能是抑制 HBV 复制的一种机制。HAV-IgM 阳性患者 IFN-γ 大量产生，从而抑制乙型肝炎病毒 DNA 的复制，体外实验表明，IFN-γ 是急性甲型肝炎病毒感染主要的有效介质。有研究发现，甲型肝炎病毒感染后 IFN-γ 的峰值出现在血清转氨酶升高之前，随后发生 HBV-DNA 和 HBeAg 低于检测范围，所以说，重叠感染 HAV 后 IFN-γ 的陡增可能是抑制 HBV 复制的关键。

🩺 病例点评

本例患者在慢性乙型病毒性肝炎基础上重叠感染了 HAV，与 HBV 单独感染相比，其临床表现更为突出，生化指标如转氨酶 ALT、AST 升高得更为明显，黄疸也更为严重，给予恩替卡韦抑制 HBV 复制，同时予保肝治疗，肝功能明显改善。

（郭　佳）

参考文献

[1] 付佳 . 慢性乙型病毒性肝炎重叠感染其它嗜肝性病毒性肝炎的临床分析 [D]. 重
庆：重庆医科大学，2016.

[2] 贺新春，刘建湘，蒋黎 . 慢性乙型肝炎重叠甲、戊型肝炎对肝功能及其预后的
影响 [J]. 中国感染控制杂志，2013，12（4）：278-280，284.

病例 5　干扰素联合阿德福韦酯治愈
HBeAg 阳性慢性乙型肝炎

病历摘要

【基本信息】

患者，男，24 岁，主诉"发现 HBsAg 阳性，转氨酶轻度升高 2 周"。

患者于 2 周前体检发现 HBsAg 阳性，转氨酶轻度升高（具体不详），HBeAg 阳性，未诉不适，为进一步治疗于 2012 年 5 月 22 日收入院。

既往史：既往无特殊病史，否认肝病家族史。自发病来精神、食欲、睡眠好，二便正常，体重无变化。无高血压和糖尿病。

【入院查体】

体温 36.3 ℃，血压 110/70 mmHg，心率 78 次 / 分，呼吸 20 次 / 分，神志清，精神可，无肝掌、蜘蛛痣，皮肤、巩膜无黄染，心肺听诊无异常，腹平软，无压痛及反跳痛，肝脾肋下未触及，肝区叩痛阴性，Murphy 征阴性，移动性浊音阴性，双下肢无水肿。

【辅助检查】

肝肾功能（2012-5-23）：ALT 313.3 U/L，AST 124.2 U/L，TBIL 20.5 μmol/L，DBIL 3.4 μmol/L，D/T 0.17，ALB 48.1 g/L，

Cr 91.3 μmol/L。乙型肝炎五项（HBsAg 定量 / 微粒、发光法）+HCV-Ab 测定（2012-5-23）：HBsAg 滴度 > 52 000 IU/mL（＋），HBsAb 2.00 IU/L（－），HBeAg 1507 COI（＋），HBeAb 8.15 COI（－），HBcAb 0.007 COI（＋）。HBV-DNA（PCR 法）（2012-5-24）：荧光定量 HBV-DNA 2.34×10^{8} IU/mL；甲、丙、丁、戊型肝炎病毒现症感染指标阴性，自身抗体系列无异常。腹部 B 超示肝、胆、脾、胰、肾未见明显异常。

【诊断及诊断依据】

诊断：病毒性肝炎，乙型，慢性，中度。

诊断依据：患者为青年男性，慢性病程；HBsAg 阳性 1 年余，现化验示血清 HBsAg 阳性、HBeAg 阳性、HBV-DNA 阳性，ALT 升高大于正常 2 倍而小于 10 倍，HBeAg 阳性，中度慢性乙型肝炎诊断明确。

【治疗】

患者病毒性肝炎、乙型、慢性、中度诊断明确，完善血常规、肝肾功能、血糖、电解质、甲状腺功能等检查，评估患者的精神状态和眼底情况，无干扰素禁忌证，开始予聚乙二醇干扰素 α-2a 180 μg 每周 1 次皮下注射，加阿德福韦酯 10 mg，每日 1 次口服治疗。治疗过程及随访期间无干扰素相关的严重不良反应，治疗前及治疗过程中的生化学、血清学、病毒学指标结果见表 5-1。

表 5-1 患者在诊疗中的生化学、血清学、病毒学指标变化

时间	HBsAg/（IU/mL）	HBsAb/（IU/L）	HBeAg/COI	HBeAb/COI	HBcAb/COI	HBV-DNA/（IU/mL）	ALT/（U/L）	AST/（U/L）
0 周	> 52 000	< 2.00	1507	8.15	0.007	2.34×10^{8}	313.3	124.2
12 周	30 242	< 2.00	360.7	2.04	0.009	1.70×10^{5}	95.2	50.5
24 周	20 716	< 2.00	330.7	2.47	0.009	7.34×10^{3}	385.8	154.9
36 周	32.73	< 2.00	2.84	1.34	0.009	< 100	99.2	53.3
48 周	31.10	< 2.00	1.38	1.34	0.006	< 100	74.5	46.0
60 周	2.48	< 2.00	0.830	1.33	0.005	< 100	38.7	28.9
72 周	< 0.05	14.99	0.606	1.66	0.004	< 100	33.2	32.2
96 周	< 0.05	27.73	0.384	1.58	0.006	< 100	23.4	22.2
停药后 24 周	< 0.05	103.52	0.209	1.43	0.005	< 20	22.3	17.8

笔记

📋 病例分析

　　本例患者 HBsAg、HBeAg 阳性，HBV-DNA 阳性，伴 ALT 升高，HBeAg 阳性，慢性乙型肝炎诊断明确。患者 HBV-DNA > 20 000 IU/mL，ALT 大于 2 倍正常上限（ULN），有抗病毒治疗的适应证。在治疗前 HBsAg 基线水平高，高 HBV-DNA 载量（2.34×10^8 IU/mL），我们采用了聚乙二醇干扰素 α-2a 和阿德福韦酯的联合治疗。治疗 24 周时，患者 HBV-DNA 下降大于 2 log10 IU/mL，但仍可以检测到，考虑获得部分病毒学应答。治疗 36 周时，患者 HBV-DNA 检测不到，考虑获得病毒学应答。治疗 48 周时，延长治疗时间，期望获得 HBsAg 消失，和患者交代可能的不良反应和经济负担，患者同意延长治疗时间。治疗 60 周时，患者 ALT 水平正常，考虑获得生化学应答，HBeAg 消失，但未出现 HBeAb，考虑获得 HBeAg 阴转。治疗 72 周时，HBsAg 消失，出现 HBsAb，考虑获得 HBsAg 血清学转换，和患者充分沟通后，巩固治疗 24 周。治疗到 96 周时停药，随访至 120 周，即停药 24 周时患者获得持续性病毒学应答、ALT 复常和 HBsAg 血清学转换，获得慢性乙型肝炎的临床治愈。

　　目前慢性乙型肝炎的治疗目标是最大限度地长期抑制乙型肝炎病毒复制，减轻肝细胞炎性坏死及肝纤维化，延缓和减少肝衰竭、肝硬化失代偿、原发性肝癌及其他并发症的发生，从而改善生活质量和延长生存时间。在治疗过程中，对于部分适合的患者应尽可能追求临床治愈，即停止治疗后持续的病毒学应答、HBsAg 消失，并伴有 ALT 复常和肝脏组织病变

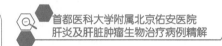

改善。治疗终点的定义与国际指南接轨分成以下三类。①理想的终点：HBeAg 阳性与 HBeAg 阴性患者，停药后获得持久的 HBsAg 消失，可伴或不伴 HBsAg 血清学转换。②满意的终点：HBeAg 阳性患者，停药后获得持续的病毒学应答，ALT复常，并伴有 HBeAg 血清学转换；HBeAg 阴性患者，停药后获得持续的病毒学应答和 ALT 复常。③基本的终点：如无法获得停药后持续应答，抗病毒治疗期间长期维持病毒学应答（HBV-DNA 检测不到）。本例患者经过治疗，达到了治疗理想的终点。

现在已批准治疗乙型肝炎的抗病毒药物有两类：干扰素 α 类（interferon α，IFNα）和核苷（酸）类似物 [nucleos（t）ide analogues，NAs]。IFNα 是一种具有广谱抗病毒活性和免疫调节作用的多肽物质，其本身并不直接杀伤或抑制病毒，而主要是通过细胞表面受体作用使细胞产生抗病毒蛋白，从而抑制乙型肝炎病毒的复制；同时还可增强自然杀伤细胞（NK 细胞）、巨噬细胞和 T 淋巴细胞的活力，从而起到免疫调节作用，并增强抗病毒能力。NAs 直接作用于 HBV 的逆转录过程，抑制病毒的复制。IFNα 的优点是：HBeAg 和 HBsAg 消失率（特别是 A 基因型感染者）较 NAs 高。聚乙二醇干扰素 α（PEG-IFNα）治疗 48 ~ 52 周时 HBeAg 血清转换率为 24% ~ 27%，HBsAg 消失率为 3% ~ 7%，但同样疗程的 NAs 治疗，HBeAg 和 HBsAg 消失率分别为 12% ~ 22% 和 0 ~ 3%。IFN 应答较持久，停止治疗后还可能发生 HBeAg 和 HBsAg 消失；但 NAs 停药后，甚至 HBV-DNA 检测不到，还常发生病毒学复发。IFN 抑制乙型肝炎病毒效力较 NAs 低，需要注射，不良反应多；代偿期肝硬化、重症肝炎、合并自身免疫性和心理疾病患者禁忌。NAs 为口服，不良反应少，多数患者需要长期甚至终身治疗，这会提高治疗费用、降低依从性和增加发生不良反应的风险。IFN 和 NAs 作用机制不同，有联合使用的理论基础。以 IFN 和 NAs 联合或序贯治疗的个体化方案已经显示出较好的疗效，一些病例获得 HBsAg 的清除。

病例点评

虽然最新的欧洲肝病学会乙型肝炎管理指南、美国肝病学会乙型肝炎预防诊断和治疗指导均未推荐 IFNα 和 NAs 联合治疗，然而在以精准医疗为标准的个性化治疗引领医学新时代，如何使更多患者达到理想的治疗终点，如何在最适当时机，选择适当疗程的个体化治疗方案是我们临床医师需要考虑的。本例病例只是提供一个参考，以期在未来可以根据患者的基线资料及治疗反应去个体化指导患者的治疗来获得乙型肝炎理想的治疗终点。

（熊　芳）

参考文献

[1] 中华医学会肝病学分会，中华医学会感染病学分会 . 慢性乙型肝炎防治指南（2015 更新版）[J]. 中华肝脏病杂志，2015，23（12）：888-905.

[2] 庄辉 . 乙型肝炎治愈的现状与进展 [J]. 中华肝脏病杂志，2018，26（8）：561-564.

病例 6   非活动性 HBsAg 携带者获得临床治愈

病历摘要

【基本信息】

患者，男，38 岁，主因 "HBsAg 阳性 20 年余" 收入院。20 年前体检时发现 HBsAg 阳性、抗 -HBe 阳性、抗 -HBc 阳性，肝功能正常，未诊治。每半年到 1 年体检一次，ALT 均正常，HBV-DNA 持续检测不到，腹部 B 超未提示异常，未治疗。

既往史：既往体健。否认肝病及肿瘤家族史。否认长期大量饮酒史。

【体格检查】

体温 36.5 ℃，血压 120/70 mmHg，心率 70 次 / 分，呼吸 16 次 / 分，神志清，精神可，肝掌阴性，蜘蛛痣阴性，全身浅表淋巴结未触及肿大，皮肤、巩膜无黄染，双肺呼吸音清，未闻及干、湿性啰音，心律齐，未闻及杂音，腹软，无压痛及反跳痛，肝脾肋下未触及，移动性浊音阴性，双下肢无水肿。

【辅助检查】

血常规：WBC 5.1×10^9/L，Hb 140 g/L，PLT 152×10^9/L。肝功能：ALT 23 U/L，AST 17 U/L，TBIL 13.8 μmol/L，ALB 41 g/L，PTA 95%。乙型肝炎血清学标志：HBsAg 755.4 IU/mL，抗 -HBe 阳性、抗 -HBc 阳性。HBV-DNA ＜ 20 IU/mL。AFP 2.3 ng/mL。

甲状腺功能正常。甲状腺球蛋白抗体阴性。促甲状腺激素受体抗体阴性。甲状腺微粒体抗体阴性。ANA 阴性，AMA 阴性。腹部 B 超：弥漫性肝病表现。肝脏弹性测定：E 值 4.6 kPa。

【诊断及诊断依据】

诊断：非活动性 HBsAg 携带者。

诊断依据：患者为中青年男性，HBsAg 阳性 20 年余，未治疗。检查 HBsAg 阳性，HBV-DNA 检测不到，肝功能正常，腹部 B 超及肝脏弹性测定未提示肝硬化，考虑诊断为非活动性 HBsAg 携带者（inactive hepatitis S antigen carries，IHC）。

【治疗】

患者给予聚乙二醇干扰素（PEG-IFNα）-2a 135 μg，皮下注射，每周 1 次。治疗后每 12 周检测肝功能、血常规、HBV-DNA、乙型肝炎五项、腹部 B 超等；每 24 周检测甲状腺功能、甲状腺相关抗体、自身抗体、AFP 等。

本例患者治疗 12 周，HBsAg 从基线 755.4 IU/mL 降至 47.98 IU/mL，下降非常明显，同时伴随 ALT 升高至 296.2 U/L（此时 TBIL 维持正常水平）。之后 HBsAg 持续下降，ALT 逐渐恢复正常。治疗 36 周患者出现抗 -HBs。继续治疗至 60 周，患者实现 HBsAg 血清学转换。巩固治疗 24 周，至总疗程 84 周停药观察。随访 1 年时仍维持 HBsAg 血清学转换状态（表 6-1）。本病例通过 PEG-IFNα-2a 治疗，患者第 36 周 HBsAg 已接近转阴且出现表面抗体，第 60 周实现 HBsAg 血清学转换，获得临床治愈。疗程中 ALT 升高及治疗早期 HBsAg 明显下降，预示此患者对干扰素的反应性较好、获得 HBsAg 清除概率较高。

表 6-1　治疗过程中各指标的变化

项目	基线 (2012.9)	治疗期间（PEG-IFNα-2a）						随访期间		
		12 周 (2012.12)	24 周 (2013.3)	36 周 (2013.6)	48 周 (2013.9)	60 周 (2013.12)	84 周 (2014.6)	24 周 (2014.12)	36 周 (2015.6)
HBsAg/（IU/mL）	755.4	47.98	32.35	1.31	0.754	0.01	0.01	0.02	0.01
HBsAb/（IU/L）	2	0	2	93.89	706.6	745.9	>1000	>1000	789.4
HBeAg/COI	0.112	0.418	0.104	0.094	0.096	0.11	0.092	0.116	0.16
HBeAb/COI	0.004	0.02	0.003	0.004	0.005	0.002	0.003	0.005	0.004
HBV-DNA/ （IU/mL）	<20	<20	<20	<20	<20	<20	<20	<20	<20
ALT/（U/L）	23	296.2	92.3	34.7	41.7	31.1	26.3	22.3	17.4
WBC/（×10^9/L）	5.1	4.2	3.8	4.25	3.7	4.23	4.03	4.87	4.32

病例分析

1. 非活动性 HBsAg 携带者

2004 年美国国立卫生研究院"慢性乙型肝炎处理"卫生工作小组制定了慢性乙型肝炎临床各期的命名及诊断标准，其中提出了"非活动性 HBsAg 携带状态"的概念，将其定义为肝内持续 HBV 感染但无明显的进行性坏死的炎症性疾病。主要表现为 HBsAg 阳性超过 6 个月；HBeAg 阴性，抗 -HBe 抗体阳性；血清 HBV-DNA ＜ 105 IU/mL；持续 ALT/AST 水平正常；肝活检无明显炎症（炎症坏死评分≤ 4 分）。

2. 非活动性 HBsAg 携带者的临床预后

非活动性 HBsAg 携带者处于机体的免疫控制期，通常是 HBeAg 阳性慢性乙型肝炎（chromic hepatitis，CHB）在自身免疫力或药物作用下使 HBV 复制得到有效控制并获得停药后持久 HBeAg 血清学转换状态。既往 IHC 长期随访的数据多来自欧洲，这些研究表明 IHC 相对 HBeAg 阳性或 HBeAg 阴性 CHB 预后通常较好。肝组织病变进展缓慢，发生肝硬化、肝癌概率低，而且自发 HBsAg 清除率较高。但是，欧洲的这些随访病例包括很多年轻的献血员，这种良好的预后是否也适用于年龄偏大的 IHC 就不得而知了。另外，对于非基因 D 型地区的 IHC 预后是否也同样呢？

其实与欧洲人群不同，亚洲 IHC 患者可能仍存在 HCC 高风险。中国台湾一项研究对 1965 例 IHC 进行平均 11.5 年的随访，16% 出现病毒再激活，所有受试者 25 年累积肝硬化发生率达到 15%，对于病毒再激活的患者 20 年肝硬化累积发生率达到 46%。中国台湾另一项大型研究对 1932 例 IHC 患者进行了平均 13.1 年的随访，结果发现这些患者的 HCC 和肝癌相关死亡风险是非 HBsAg 携带者的 4.6 倍（HR=4.6，95%CI 2.5 ～ 8.3）和 2.1 倍（HR=2.1，95%CI 1.1 ～ 4.1）。日本学者对 388 例 IHC（HBV-DNA ＜ 10 000 IU/mL，ALT ＜ 31 U/L）平均随访 3 年，36 例（9.3%）发生 HBV-DNA 反弹（＞ 10 000 IU/mL），39 例（11.1%）发生 ALT 异常（＞ 31 U/L）。另外，南美洲巴西的一项研究对 224 例 IHC 仅随访平均 19 个月（15 ～ 24 个月），就有 12 例（5.3%）发生 HBV-DNA 反弹，3 例（1.3%）发生肝硬化，1 例（0.4%）发生肝癌。

由此可见，不同种族的 IHC 预后不一样，临床上不应该一味地把 IHC 作为"健康携带者"对待，2015 年亚太会指南也指出，由于"非活动 HBsAg 携带者"容易给人造成一种不适当的安全感，因此将其改名为"HBV 低病毒复制期"。

📋 病例点评

IHC 主要表现为 HBsAg 阳性，HBeAg 阴性，抗 -HBe 抗体阳性；HBV-DNA 检测不到，持续 ALT/AST 水平正常；肝活检无明显炎症。通常 IHC 被认为处于机体的"免疫控制期"，预后相对较好，一般不建议进行治疗。另外，以目前的治疗方法，无论是核苷（酸）类似物，还是干扰素，都很难实现 HBsAg 清除。但 IHC 并非临床治愈，仍存危害。以上病例的诊疗过程提示我们采用以干扰素为基础的抗病毒治疗能够使 IHC 患者获得"临床治愈"——HBsAg 清除。

（曹振环）

参考文献

[1] 中华医学会肝病学分会，中华医学会感染病学分会 . 慢性乙型肝炎防治指南（2015 更新版）[J]. 中华肝脏病杂志，2015，23（12）：888-905.

[2] CAO Z，LIU Y，MA L，et al. A potent hepatitis B surface antigen response in subjects with inactive hepatitis B surface antigen carrier treated with pegylated-interferon alpha[J]. Hepatology，2017，66（4）：1058-1066.

[3] TAKASHI，TAIDA，ARAI，et al. The prognosis of hepatitis B inactive carriers in Japan：a multicenter prospective study[J]. J Gastroenterol，2017，52（1）：113-122.

病例 7 HBeAg 阳性慢性乙型肝炎联合抗病毒治疗获得临床治愈

病历摘要

【基本信息】

患者，男，36 岁，主因 "HBsAg 阳性 20 余年，肝功能异常 1 周" 收入院。20 年前体检时发现 HBsAg 阳性，HBeAg、抗 -HBc 抗体阳性，肝功能正常，未诊治。1 周前体检 ALT 346 U/L，HBV-DNA 2.01×10^6 IU/mL，HBsAg 5453 IU/mL，HBeAg 950.8 COI。HBV 基因型：B 型。B 超：弥漫性肝病表现。

既往史：既往体健，无高血压、糖尿病、冠心病等慢性病史。父亲体健，母亲为乙型肝炎患者。否认肿瘤家族史。否认长期大量饮酒史。否认过敏史。

【体格检查】

体温 36.5 ℃，血压 120/70 mmHg，心率 70 次 / 分，呼吸 16 次 / 分，神志清，精神可，肝掌（－），蜘蛛痣（－），全身浅表淋巴结未触及肿大，皮肤、巩膜无黄染，双肺呼吸音清，未闻及干、湿性啰音，心律齐，未闻及杂音，腹软，无压痛及反跳痛，肝脾肋下未触及，移动性浊音阴性，双下肢无水肿。

【辅助检查】

血常规：WBC 8.1×10^9/L，Hb 140 g/L，PLT 158×10^9/L。肝功能：ALT 346 U/L，AST 117 U/L，TBIL 23.8 μmol/L，ALB

43 g/L。PTA 95%。乙型肝炎血清学标志：HBsAg 5453 IU/mL，HBeAg 950.8 COI，抗 -HBc（＋）。HBV-DNA 2.01×10^6 IU/mL。AFP 4.3 ng/mL。甲状腺功能正常。甲状腺球蛋白抗体阴性。促甲状腺激素受体抗体阴性。甲状腺微粒体抗体阴性。ANA 阴性，AMA 阴性。腹部 B 超：弥漫性肝病表现。肝脏弹性测定：E 值 5.6 kPa。

【诊断及诊断依据】

诊断：病毒性肝炎，乙型，慢性，HBeAg 阳性。

诊断依据：患者为中青年男性，HBsAg 阳性 20 年余，未治疗。目前出现肝功能异常，乙型肝炎标志物阳性，HBV-DNA 阳性，HBeAg 阳性，故慢性乙型病毒性肝炎诊断成立。

【治疗】

给予患者 PEG-IFNα-2a 每周 135 μg、恩替卡韦 0.5 mg/d。治疗后每 12 周检测肝功能、血常规、HBV-DNA、乙型肝炎五项、腹部 B 超等，每 24 周检测甲状腺功能、甲状腺相关抗体、自身抗体、AFP 等。

患者治疗 24 周，HBV-DNA 检测不到，HBeAg 水平逐渐下降，但到 84 周时 HBeAg 无明显下降，停用 PEG-IFNα-2a，继续给予 ETV 治疗。治疗 108 周时患者 HBsAg、HBeAg 有所下降，此时再次加用 PEG-IFNα-2a。之后在 120 周即实现 HBeAg 转换，同时观察到患者 HBsAg 水平也下降明显，在 HBeAg 转换后 24 周患者（144 周）实现 HBsAg 转换（表 7-1）。

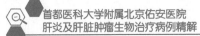

表 7-1　治疗过程中各指标的变化

项目	基线	PEG-IFNα+ETV						ETV		PEG-IFN+ETV		
	0周	12周	24周	48周	60周	72周	84周	96周	108周	120周	132周	144周
ALT/(U/L)	346	231.7	43.5	37.2	38	23.4	25.7	33.6	38.4	44.5	36.5	32.6
HBsAg/(IU/mL)	5453	5013	4529	3468	2398	2080	1630	1028	834	234.5	12.4	0.03
HBsAb/(IU/L)	-	-	-	-	-	-	-	-	-	12.8	24.5	102.3
HBeAg/COI	950.8	674.9	437	159	50.8	32.0	35.7	32.9	24.6	0.092	0.083	0.063
HBeAb/COI	-	-	-	-	-	-	-	-	-	+	+	+
HBV-DNA/(IU/mL)	2.01×10^6	1.0×10^2	<20	<20	<20	<20	<20	<20	<20	<20	<20	<20

笔记

病例分析

1. HBeAg 阳性 CHB 抗病毒治疗目标

我国 2015 年版《慢性乙型肝炎防治指南》提出的总体治疗目标是：最大限度地长期抑制 HBV，减轻肝细胞炎症坏死及肝纤维化，延缓和减少肝脏失代偿、肝硬化、肝细胞癌及其并发症的发生，从而改善生活质量和延长存活时间。显然，在临床研究或临床实践中，采用减少肝硬化、肝功能失代偿及肝细胞癌的发生等临床"真终点"是不现实的。大型的 CHB 自然史研究已经表明，HBV-DNA 持续抑制、HBeAg 血清学转换、HBsAg 清除等指标与长期良好的预后密切相关，故这些指标常用作长期抗病毒目标的"替代指标"。2009 年欧洲肝病学会（EASL）提出三个层次的治疗终点，随后又于 2012 年进行更新：理想治疗终点是停止治疗后持续 HBsAg 消失，伴有或不伴抗 -HBs 转换，HBsAg 清除代表着临床治愈，预示疾病预后的极大改善，是应该尽量追求的抗病毒治疗目标。满意治疗终点是停止治疗后持续 HBeAg 转换伴有病毒学应答和生化应答，HBeAg 血清学转换是重要的疗效指标和较可靠的停药标准，往往代表着机体的免疫控制和较低的复发率。基本治疗终点是在长期治疗中维持病毒学应答。

2. 不同抗病毒治疗方案疗效

目前临床常用抗病毒药物为 NAs 及干扰素，但两者 HBeAg 转换率及 HBsAg 清除率均极低。NAs 治疗 1 年，HBeAg 血清学转换率仅为 20%，其 HBsAg 清除率接近于自然清除率（< 1%）。NAs 治疗获病毒学应答且经规范巩固后停药者复发

率超过 80%，延长巩固疗程并不减少复发。为避免病毒学反弹，长期维持用药又面临不同程度的耐药问题。IFN 治疗不存在相关耐药问题，具有较高的 HBeAg 血清学转换率，PEG-IFNα-2a 和 PEG-IFNα-2b 治疗 1 年，HBeAg 血清学转换率可提高到32% 和29%；但 HBsAg 清除率仍然很低，仅较 NAs 略高，PEG-IFN 治疗 48 周后随访 24 周，HBsAg 清除率为3%。因此，单药治疗、固定疗程难以清除 HBsAg。鉴于目前的有限治疗手段，仅 NAs 及 IFN 两类，且单药、固定疗程效果不满意，NAs 和 IFN 的联合治疗值得探索。从理论上来说，NAs 和 IFN 的作用靶位不同，不存在竞争抑制，且作用机制不同，NAs 持续抑制 HBV 有利于 IFN 免疫调节作用的发挥，IFN 可减少或杜绝 NAs 的变异或耐药，因此两者可能有互补或相加作用。目前联合治疗已经逐渐在临床实践中得到越来越多的运用，并取得较好疗效。

病例点评

相对于 HBeAg 阴性 CHB，HBeAg 阳性 CHB 患者具有相对年轻、病程短、炎症活动明显（转氨酶水平高）、病毒复制活跃等特点，所以对 HBeAg 阳性的 CHB 患者不仅需要进行积极的抗病毒治疗，而且如获得免疫控制则具有明确的临床治疗终点，远期预后会明显改善，因此更能体现治疗价值。本例患者通过个体化优化治疗方案，不仅获得了满意的停药终点，还获得了临床治愈目标——HBsAg 清除。

（曹振环）

参考文献

[1] 中华医学会肝病学分会,中华医学会感染病学分会.慢性乙型肝炎防治指南(2015更新版)[J].中华肝脏病杂志,2015,23(12):888-905.

[2] 陈新月,曹振环.提高HBeAg阳性慢性乙型肝炎患者持久免疫控制的治疗策略[J].中华肝脏病杂志,2013,21(7):484-487.

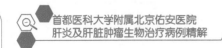

病例 8 核苷（酸）类似物联合干扰素治疗早期失代偿期慢性乙型肝炎肝硬化

病历摘要

【基本信息】

患者，男，48 岁，主因"HBsAg 阳性 30 年余，食欲缺乏、乏力 1 个月"收入院。30 年前体检时发现 HBsAg 阳性，未诊治。1 个月前无明显诱因出现食欲缺乏、乏力，就诊于当地医院，查 ALT 63 U/L，AST 45 U/L，TBIL 25.4 μmol/L，ALB 35.6 g/L，B 超提示肝硬化、腹腔积液。遂就诊于我院门诊，进一步检查提示 HBsAg 810 IU/mL，抗 -HBs（－），抗 -HBe（＋），抗 -HBc（＋）；HBV-DNA 1.8×10^3 IU/mL；PTA 75%。腹部 B 超：肝硬化，脾大，门静脉增宽，少量腹腔积液。

既往史：既往体健，无高血压、糖尿病、冠心病等慢性病史。

【体格检查】

体温 36.5 ℃，血压 120/70 mmHg，心率 70 次 / 分，呼吸 16 次 / 分，神志清，精神可，肝掌（－），皮肤、巩膜无黄染，双肺呼吸音清，未闻及干、湿性啰音，心率 68 次 / 分，未闻及杂音。腹软，全腹无压痛、反跳痛及肌紧张，肝区无叩痛，移动性浊音可疑阳性，双下肢无水肿。

【辅助检查】

血常规：WBC 3.1×10^9/L，Hb 122 g/L，PLT 102×10^9/L。肝功能：ALT 63 U/L，AST 45 U/L，TBIL 25.4 μmol/L，ALB 35.6 g/L。PTA：75%。乙型肝炎血清学标志：HBsAg 810 IU/mL，抗 -HBs（－），抗 -HBe（＋），抗 -HBc（＋）。HBV-DNA：1.8×10^3 IU/mL。AFP：5.6 ng/mL。甲状腺功能：正常。甲状腺球蛋白抗体阴性，促甲状腺激素受体抗体阴性，甲状腺微粒体抗体阴性。ANA：阴性，AMA：阴性。腹部 B 超：肝硬化，脾大，门静脉增宽，少量腹腔积液。

【诊断及诊断依据】

诊断：肝炎肝硬化，乙型，失代偿期，腹腔积液，脾大。

诊断依据：患者为中年男性，HBsAg 阳性 30 年余。腹部 B 超提示肝硬化、腹腔积液、脾大，考虑为肝炎肝硬化，乙型，失代偿期。

【治疗】

该患者肝硬化失代偿期诊断明确，存在少量腹腔积液，Child-Pugh 评分为 8 分，应该尽快进行抗病毒治疗。由于 IFN 禁用于失代偿期肝硬化患者，在当时恩替卡韦（entecavir，ETV）及替诺福韦（tenofovir，TDF）未上市的情况下，我们选择阿德福韦酯（adefovir dipivoxil，ADV）进行抗病毒治疗。

患者治疗 12 周后检测不到 HBV-DNA，而且在治疗 24 周时腹腔积液消失，之后维持 ADV 治疗 24 周，腹腔积液未再出现。患者已经从肝硬化失代偿转变为代偿期，如果长期应用 ADV，要担心相关耐药发生，而对于失代偿期肝硬化患者，耐药一旦发生可能就会造成肝衰竭而危及生命。另外，IFN 相对于 ADV，具有更加明显的抗纤维化作用，可稳定或延缓甚至逆转肝硬化的病理进程，减少肝细胞癌发生的可能性。为了追求更好的临床预后，我们在与患者充分沟通后，在 ADV 基础上联合应用了小剂量 IFN（300 万 IU，隔日一次）治疗，以期最大程度改善患者病理组织学。患者在 ADV 联合 IFN 治疗后，HBV-DNA 保持不可检测水平，肝功能稳定，同时观察到 HBsAg 水平进行性下降，在联合治疗 72 周时，实现了 HBsAg 清除。另外，此患者在联合治疗过程中，腹部 B 超提示门静脉宽度及脾大程度都在明显减轻。本患者肝硬化诊断明确，而且曾经为失代偿期，所以需要长期甚至终身进行抗病毒治疗。我们在患者实现 HBsAg 清除后巩固治疗了 36 周，停用 IFN 及 ADV，换用已经上市的、具有高基因屏障、耐药率相对较低的 ETV 维持治疗。目前该患者已经用 ETV 维持治疗 10 年，预后良好。始终保持肝功能正常，HBV-DNA 检测不出，HBsAg 清除状态，未再出现腹腔积液及其他失代偿表现（表 8-1）。

病例分析

1. 早期、仅有少量腹腔积液的失代偿期肝硬化患者抗病毒治疗

各指南均提出失代偿期肝病患者禁用 IFN，而核苷（酸）类似物成为肝硬化失代偿期患者抗病毒治疗的唯一选择，需要长期甚至终身用药。但是，相对于 NAs，IFN 具有明显的抗纤维化作用，可稳定或延缓甚至逆转肝硬化的病理进程，改善肝炎后肝硬化患者的预后，并减少发生肝细胞癌的可能性。因

表 8-1　治疗过程中各指标的变化

项目	基线	ADV				ADV+IFN							ETV
		12 周	24 周	36 周	48 周	12 周	24 周	36 周	48 周	72 周	96 周	108 周	10 年
ALT/（U/L）	63	58	42	35	26	35	32	29	33	36	36	26	28
TBIL/（μmol/L）	25.4	21.6	20.9	26.4	25.7	23.2	21.6	22.4	21.1	19.8	22.4	24.3	20.8
ALB/（g/L）	35.6	35.3	36.2	35.4	37.5	36.9	37.2	37.8	38.0	37.9	37.8	37.6	37.4
HBsAg/（IU/mL）	810	854.7	798.8	615.4	546.2	403.4	106.8	58.4	48.3	0.02	0.02	0.03	0.01
HBsAb/（IU/L）	0	0	4	8	8	6	8	12	12	16	14	16	18
HBV-DNA/（IU/mL）	1.8×10^3	< 500	< 500	< 500	< 500	< 500	< 500	< 500	< 500	< 500	< 500	< 500	< 20
腹部 B 超													
腹腔积液	少量	微量	无	无	无	无	无	无	无	无	无	无	无
门静脉宽度/cm	1.3	1.3	1.3	1.3	1.3	1.3	1.2	1.2	1.2	1.2	1.1	1.1	1.1
脾脏/（cm×cm）	14×4.8	14×4.6	13×4.7	14×4.8	14×4.6	14×4.5	14×4.4	13×4.3	13×4.3	13×4.2	13×4.0	13×4.0	13×3.9

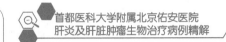

此，为了追求更好的临床预后，对于那些早期仅有少量腹腔积液的失代偿期患者，可通过首先应用 NAs 抗病毒治疗，使得腹腔积液消失、肝功能由失代偿逆转为代偿，此时再进一步联合 IFN 治疗，以期最大限度地改善患者病理组织学，从而延长生存期，提高患者的生活质量。

2. 本例患者治疗启发

以上长达 10 余年诊治过程的病例在一定程度上展示了 NAs 联合 IFN 治疗早期失代偿期肝硬化，短期内可迅速抑制病毒复制，甚至获得 HBsAg 清除的理想血清学应答，长期则可改善预后，减轻肝细胞炎症坏死及纤维化，延缓和减少肝癌及其他并发症发生。早期的失代偿期乙型肝炎患者应用 NAs 后如果逆转为代偿期，经过一段时间的巩固治疗可以尝试联合 IFN。当然，由于对失代偿性肝硬化患者应用 IFN 属禁忌，因此使用 NAs 治疗，将失代偿期肝硬化逆转为代偿期是 IFN 使用的前提。

病例点评

乙型肝炎肝硬化一旦进入失代偿期，患者的 5 年生存率仅为 14%～20%，其中近 1/3 可发展成肝癌。本病例提示我们对于早期的失代偿期乙型肝炎患者应用 NAs 后如果逆转为代偿期，经过一段时间的巩固治疗可以尝试联合 IFN，这样短期内可迅速抑制病毒复制，甚至获得 HBsAg 清除的理想血清学应答，长期则可改善预后，减少肝细胞炎症坏死及纤维化，延缓和减少肝癌及其他并发症发生。

（曹振环）

参考文献

[1] VAN ZONNEVELD M，HONKOOP P，HANSEN B E，et al. Long-term follow-up of alpha -interferon treatment of patients with chronic hepatitis B[J]. Hepatology，2004，39（3）：804-810.

[2] IKEDA K，SAITOH S，SUZUKI Y，et al. Interferon decreases hepatocellular carcinogenesis in patients with cirrhosis caused by the hepatitis B virus：a pilot study[J]. Cancer，1998，82（5）：827-835.

[3] 马丽娜，何智敏，金怡，等 . 核苷（酸）类似物联合干扰素治疗早期慢性乙型肝炎肝硬化失代偿期患者的临床观察 [J]. 北京医学，2015，37（1）：1-4.

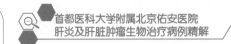

病例 9　中药针灸治疗强直性脊柱炎导致乙型肝炎病毒再复制

病历摘要

【基本信息】

患者，女，55 岁，主因"发现 HBsAg 阳性 3 个月，乏力 1 周"收入院。

患者于 3 个月前因行肠镜检查前化验提示，HBsAg 阳性，HBV-DNA 定量：1.71×10^2 IU/mL，肝功能正常。无伴随症状，未诊治。因强直性脊柱炎（ankylosing spondylitis，AS）3 个月来持续行针灸及中药汤剂治疗。1 周前无明显诱因出现乏力、食欲缺乏，症状逐渐加重，患者于我院就诊，化验肝功能提示：ALT 454.7 U/L，TBIL 30.3 μmol/L，HBsAg 阳性，为进一步诊治入院。

既往史：1 年前诊断 AS，应用中药汤剂和针灸治疗。无烟酒嗜好。否认乙型肝炎家族史。否认长期饮酒史。

【体格检查】

神志清楚，精神可，皮肤、巩膜轻度黄染，肝掌阴性，未见蜘蛛痣。心肺未见明显异常。腹软，无压痛及反跳痛，肝脾未触及，肝区叩痛阴性。移动性浊音阴性。双下肢无水肿。神经系统检查阴性。

【辅助检查】

肝功能（2017-6-1）：ALT 454.7 U/L，TBIL 30.3 μmol/L。

乙型肝炎五项（2017-6-1）：HBsAg 阳性，抗 -HBs 阴性，HBeAg 阳性，抗 -HBe 阳性，抗 -HBc 阳性。

腹部超声：胆囊壁毛糙，右侧肾囊肿，未探及腹腔积液。

【诊断及诊断依据】

诊断：病毒性肝炎，乙型，急性黄疸型；AS。

诊断依据：患者为中年女性，否认慢性肝炎病史。以乏力、消化道症状，皮肤黄染为主要症状，伴肝功能异常，发现 HBsAg 阳性，结合既往化验乙型肝炎五项（2015-12-6）：HBsAg 阴性，抗 -HBs 阴性，HBeAg 阴性，抗 -HBe 阴性，抗 -HBc 阳性。既往有 AS 病史。故结合病史、体检及辅助检查考虑目前诊断。

鉴别诊断如下。

（1）药物性肝损伤：肝病患者常于应用肝损伤药物 1～4 周内出现乏力、消化道症状，可伴有尿黄、皮肤瘙痒、皮肤黄染、陶土样大便等，病毒学指标阴性，化验肝功能异常。该患者发病前有中药汤剂使用史，需进一步完善相关检查除外该诊断。

（2）自身免疫性肝炎：该病患者可出现反复肝功能异常，同时 γ 球蛋白 ≥ 25 g/L，IgG 升高，病毒学指标均阴性，化验自身抗体阳性，进一步也可通过病理学检查明确诊断。该患者存在 AS 病史，入院后应进一步完善相关检查除外该诊断。

（3）原发性胆汁性肝硬化：该病多见于 40～60 岁女性，隐匿发病，进展缓慢，常有皮肤瘙痒及皮肤黄染病史，可伴有肝脾肿大，化验提示 GGT、ALP 及 IgM 升高，线粒体抗体 M2 阳性等。该患者入院后进一步完善相关检查除外该诊断。

【治疗】

患者入院后进一步完善相关化验检查（表9-1）：甲型、丙型、丁型、戊型肝炎病毒检测均为阴性，CMV、EBV 及细小病毒 B19 检测均为阴性，ANA 1 ∶ 100，类风湿因子正常。除外合并其他类型病毒性肝炎。除外自身免疫性、遗传代谢性肝病及酒精性肝病。患者乙型肝炎病毒复制，予恩替卡韦口服进行抗病毒治疗。患者肝损伤严重，肝脏炎症活动重，予复方甘草酸苷、多烯磷脂酰胆碱等保肝治疗。

表 9-1　患者入院后相关检查

项目	6月9日	6月14日	6月19日	6月27日	7月10日	7月24日	8月14日
ALT/（U/L）	722.3	209.5	83.9	52.2	12.2	8.2	8.6
AST/（U/L）	467	169.3	263.2	342.9	51.4	32.7	19.5
TBIL/（μmol/L）	51.6	142.6	184.5	274.6	190.1	57	22.5
DBIL/（μmol/L）	28.9	98.3	140.8	208.9	152.6	47.7	16.7
ALB/（g/L）	34.9	33.6	29.8	30.2	33.2	32.2	36.8
GGT/（U/L）	567.7	839.1	650.8	446.4	365.7	169.1	99.8
ALP/（U/L）	248.5	301.1	257.9	187.2	165.6	163.6	170
PALB/（mg/L）	99.9	85.3	75	69.8	99.1	180.6	214.8
PTA/%	70	72	74	84	105	117	107
HBsAg/（IU/mL）	> 52 000						7.96
抗 -HBs/（IU/L）	-						5.13
HBeAg/COI	4.11						0.93
HBV-DNA/（IU/mL）	3.95×10^7		7.72×10^6		1.45×10^2		< 20

【随访】

出院后 2 个月随访，患者未诉不适。化验肝功能正常，乙型肝炎五项（2017-10-13）：HBsAg < 0.05 IU/mL（阴转），抗 -HBs 阴性，HBeAg 阴性，抗 -HBe 阳性，抗 -HBc 阳性。HBV-DNA 定量 < 20 IU/mL（低于检测值下限）。

病例分析

AS 是一种自身免疫性疾病，病因尚不明确，与 HLA-B27 呈强关联，该病以脊柱为主要病变部位，累及骶髂关节，引起脊柱强直和纤维化，造成不同程度眼、肺、肌肉、骨骼病变。以椎间盘纤维环及其附近结缔组织纤维化和骨化及关节强直为病变特点。该病实验室检查可见白细胞计数正常或升高，淋巴细胞比例稍增加，少数患者有轻度贫血（正细胞低色素性），血沉可增快，但与疾病活动的相关性不大，而 CRP 的变化则较有意义。血清白蛋白减少，α_1 和 γ 球蛋白增加，血清免疫球蛋白 IgG、IgA 和 IgM 可增加，血清补体 C3 和 C4 常增加。约 50% 患者碱性磷酸酶升高，血清肌酸磷酸激酶也常升高。血清类风湿因子阴性。虽然 90% ～ 95% 以上 AS 患者 HLA-B27 阳性，但一般不依靠 HLA-B27 来诊断 AS。该病药物治疗主要通过非甾体抗炎药及一些免疫抑制剂，同时患有 AS 时肿瘤坏死因子水平升高，生物制剂肿瘤坏死因子（tumor necrosis factor-α，TNF-α）拮抗剂等（如益赛普、阿达木单抗等）是目前治疗 AS 等脊柱关节疾病的最佳选择。

肿瘤坏死因子-α在慢性乙型肝炎发病中具有重要的作用，慢性乙型肝炎发病机制中宿主免疫紊乱是导致慢性肝损伤的主要原因，慢性乙型肝炎病毒感染患者T淋巴细胞免疫功能异常，更加有利于持续感染发生。临床研究提示，乙型肝炎患者体内肝组织损伤与TNF-α及肿瘤坏死因子受体结合，使胱天蛋白酶级联反应得到激活，从而诱发肝脏细胞凋亡，造成肝功能损伤。该患者为中年女性，否认慢性肝炎病史。患者患AS，应用针灸、中药治疗，患者AS控制良好，依据AS发病机制，推测为中药及针灸抑制了TNF-α，从而出现乙型肝炎病毒激活，肝功能损伤，故在治疗自身免疫性疾病时，患者免疫发生变化可能导致乙型肝炎病毒再复制。既往曾报道，肿瘤化疗患者或肾病患者在进行激素治疗时因免疫抑制也可激活乙型肝炎病毒。

病例点评

许多AS的中药单体治疗是通过抑制TNF-α诱导的炎症反应来发挥其抗感染作用的，本病例基础病AS是明确的，经中药治疗病情得到缓解的同时出现了乙型肝炎再激活，经过抗病毒、护肝等治疗获得了临床治愈。在AS的治疗过程中，无论是TNF抑制剂还是中药的应用，都应预防乙型肝炎再激活。

（耿　楠）

参考文献

[1] 汪念，范秀梅，马昱琨，等 . 乙型肝炎病毒感染患者外周血肿瘤坏死因子 α 及细胞亚群与肝组织活动性指数的关系研究 [J]. 中国基层医药，2014（22）：3388-3391.

[2] 秦波，张定凤，马英，等 . 肿瘤坏死因子受体和 Fas 在乙型肝炎肝细胞凋亡中的意义 [J]. 中华肝脏病杂志，2001，9（6）：337-339.

[3] 陈乃玲，邓涛，白玲，等 . 慢性肝病肝组织凋亡蛋白 TNF-α、TNFR、Bcl-2 家族表达的研究 [J]. 临床肝胆病杂志，2002，18（6）：342-343.

病例 10　干扰素应答不佳序贯替比夫定治疗 e 抗原阳性慢性乙型肝炎

病历摘要

【基本信息】

患者，男，24 岁，主因"肝病史 20 余年，心慌、大汗、手抖 10 天"入院。

20 年前体检发现 HBsAg 阳性，肝功能正常，无自觉不适，定期体检肝功能正常。36 周前劳累后体检发现肝功能异常：ALT 263 U/L，AST 211 U/L。HBV-M：HBsAg 滴度 11 395 IU/mL（＋），HBeAg 5427 COI（＋），HBcAb（＋），HBV-DNA 载量 8.54×10^5/L，故前来我科进一步诊治。予以 PEG-IFN-α（每周 180 μg）治疗至今，24 周时 HBV-DNA 载量＜ 20 IU/mL，肝功能反复波动在 110 ～ 150 U/L。10 天前无诱因出现心慌、大汗、手抖，当地医院检查甲状腺功能异常来院。

既往史：既往体健。母亲 HBsAg 阳性，一弟一姐 HBsAg 均为阳性。否认长期大量饮酒史，否认过敏史。

【体格检查】

体温 36.2 ℃，血压 100/65 mmHg，心率 95 次 / 分，呼吸 20 次 / 分，神志清，精神可，肝掌（－），蜘蛛痣（－），全身浅表淋巴结未触及肿大，面色稍暗，皮肤、巩膜无黄染，双肺呼吸音清，未闻及干、湿性啰音，心律齐，未闻及杂音，腹软，无压痛及反跳痛，肝脾肋下未触及，移动性浊音阴性，双下肢无水肿。

【辅助检查】

入院后化验：WBC 3.6×10^9/L，PLT 215×10^9/L，Hb 164 g/L，NE% 58.6%，LY% 41.4%。肝功能：ALT 204.0 U/L，AST 187.3 U/L，TBIL 15.4 μmol/L，DBIL 5.3 μmol/L，ALB 45.0 g/L，GLB 25.5 g/L。凝血功能：PT 11.5 秒，PTA 89%。AFP 5.36 ng/mL，HBsAg 为 749 IU/mL、HBeAg 为 703 COI，HBV-DNA ＜ 20 IU/mL。甲状腺功能：FT_3 9.0 pmol/L（正常值：2.63 ～ 5.70），FT_4 25.38 pmol/L（正常值：9.01 ～ 19.05），TSH 0.0053 mIU/L（正常值：0.35 ～ 4.94）。自身抗体、甲状腺抗体均未见异常。腹部 B 超：弥漫性肝病表现。

【诊断及诊断依据】

诊断：病毒性肝炎，乙型，慢性（HBeAg 阳性）；甲状腺功能亢进。

诊断依据：①患者为青年男性，有乙型肝炎家族聚集史，慢性病程，反复检查 HBsAg、HBV-DNA 载量均为阳性，故其慢性乙型肝炎诊断明确，反复检查肝功能异常，除外其他原因引起，考虑已进入免疫清除期；②甲状腺功能检查提示异常，T_3、T_4 明显升高，TSH 低于正常，符合甲状腺功能亢进诊断。

【治疗】

停用 PEG-IFN-α，序贯替比夫定（600 mg/d）治疗。其停用干扰素时 HBsAg 为 749 IU/mL，HBeAg 为 703 COI，HBV-DNA ＜ 20 IU/mL，ALT 154.1 IU/L，序贯 LDT 24 周时获得 HBeAg 血清转换，同时 HBV-DNA ＜ 20 IU/mL，ALT 正常。

48 周完全应答的同时获得 HBsAg 血清转换。72 周停药，随访到 96 周，HBsAg、HBeAg 阴性，HBsAb 318.6 IU/L。停用干扰素 12 周，甲状腺功能恢复至正常水平。

病例分析

目前慢性乙型肝炎抗病毒治疗两类主要药物为 NAs 及干扰素（IFN 包括普通干扰素 IFN-α 及聚乙二醇干扰素 PEG-IFN-α）。IFN 治疗的优点是疗程有限、不易产生耐药性，相对 NAs 容易获得更高的 HBeAg 血清转换，但个体差异比较大，个人反应性不一，不良反应较多。NAs 治疗获得 HBeAg 转换率、达到停药终点的概率远低于干扰素。对于那些无法再继续应用干扰素的患者（包括应答不佳和不能耐受者），序贯 NAs 既可以维持目前抗病毒疗效，又不增加干扰素不良反应，因此不失为一种安全有效的选择。在 NAs 中选择何种药物呢？据文献报道，在国内小样本研究中，LDT 有较高 HBeAg 血清转换率。具体机制目前不太明确，可能与其具有一定免疫调控功能有关。因此经过一定疗程干扰素治疗的患者，其免疫功能在前期干扰素的作用下已经出现上调，再序贯 LDT，似乎能够获得较好的应答。

总之，有的个体感染 HBV 后表现为急性自限性，有的则发生慢性感染，乙型肝炎慢性化的确切机制目前仍不清楚，病毒因素和宿主因素均参与其中。病毒因素包括逃逸免疫监视、HBV 感染引起的免疫抑制，病毒感染的量及 HBV 复制速度、HBV 基因型等也可能影响 HBV 感染的慢性化；宿主因素包括

笔记

机体免疫功能低下，如先天性免疫缺陷、获得性免疫缺陷综合征和应用免疫抑制剂等，以及机体免疫耐受，最终 HBV 不能从人体内被清除，因而出现慢性化。成人 HBV 感染后慢性化机制目前仍不清楚，具体机制仍需进一步研究。我们在临床工作中遇到存在急性乙型肝炎慢性化高危因素时需加强监测，积极抗病毒治疗，以期达到更好的治疗效果。

病例点评

此患者慢性乙型肝炎诊断是明确的，在 NAs+IFN 联合抗病毒治疗过程中，DNA 阴转，HBsAg、HBeAg 滴度进行性下降，但出现 IFN 的不良反应——甲亢，不能继续应用 IFN 治疗方案，一般情况下停 INF 继续原 NAs 的治疗。考虑到此患者仍为 HBeAg 阳性，NAs 中 LDT 的 HBeAg 血清转换率是最高的，并有一定免疫调控功能，而且 IFN 停用以后还具有一定的后效应，故调整为 LDT 序贯治疗，24 周获得 HBeAg 血清转换，48 周获得 HBsAg 血清转换，达到临床治愈。通过此患者的治疗，给我们多提供一个治疗思路：IFN 应答不佳或不能耐受的患者序贯 LDT 可提高应答率。

（何智敏）

参考文献

[1] LIAW Y F, KAO J H, PIRATVISUTH T, et al.Asian-Pacific consensus statement onthe management of chronic hepatitis B：a 2012 update[J]. Hepatology International，2012，6（3）：531-561.

[2] ZHUANG H. Updates of EASL clinical practice guidelines：management of chronic

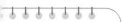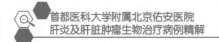
hepatitis B virus infection[J]. Chinese Journal of Hepatology，2012，20（6）：427-429.

[3] JIANG X，ZHANG M，LAI Q，et al. Restored circulating invariant NKT cells are associated with viral control in patients with chronic hepatitis B[J]. PLoS ONE，2011，6（12）：e28871.

[4] PAN X，YAO W，FU J，et al. Telbivudine improves the function of myeloid dendritic cells in patients with chronic hepatitis B[J]. Acta Virol，2012，56（1）：31-38.

病例 11　慢性乙型肝炎干扰素治疗中血小板减少性紫癜

病历摘要

【基本信息】

患者，女，21 岁，主因 "HBsAg 阳性 15 年余，牙龈出血 1 月余" 于 2012 年 10 月 9 日收入院。

患者于 15 年前体检时发现 HBsAg、HBeAg 及 HBcAb 阳性，当时肝功能正常，无明显不适，此后定期监测肝功能大致正常，未治疗。2 年前（2010-5），我院复查肝功能异常：ALT 426.7 U/L，AST 325.5 U/L，HBsAg、HBeAg 及 HBcAb 阳性（未查滴度），HBV-DNA 2.58×10^7 IU/mL，诊断为 "HBeAg 阳性慢性乙型肝炎"。甲状腺功能、自身抗体、腹部超声、血常规均为正常，予拉米夫定 100 mg 每日 1 次及聚乙二醇干扰素 α-2a 135 μg 每周 1 次皮下注射。

治疗 1 个月后复查 WBC 3.20×10^9/L，PLT 103×10^9/L，3 个月时查 HBV-DNA ＜ 500 IU/mL，肝功能正常，WBC 3.53×10^9/L，PLT 106×10^9/L。每 3 ～ 5 个月复查一次血常规、肝肾功能、乙型肝炎五项及 HBV-DNA，每半年监测甲状腺功能、自身抗体及腹部超声。患者治疗过程中无甲状腺功能、自身抗体异常，WBC（2.6 ～ 4）$\times 10^9$/L，PLT 70×10^9/L 正常，肝功能正常，治疗 20 个月（2012-1）HBeAg 血清转换，HBsAg 由 2403 COI 变为 35.64 IU/mL。

近 1 个月（2012-9）以来患者无明显诱因出现牙龈出血，皮肤散在淤斑，无发热、盗汗、体重减轻，无多发溃疡、关节红肿、眼干、口干症状，来我院门诊复查血常规：WBC 4.23×10^9/L，PLT 9×10^9/L，肝功能正常，HBV-DNA ＜ 20 IU/mL，HBsAg 滴度 106.8 COI（2012-10），为进一步治疗收入院。

流行病学史：父亲及爷爷为乙型肝炎患者，否认输血、外伤及其他传染病接触史。

既往史及个人史：既往体健。否认吸烟、饮酒史。无 NSAIDs、噻嗪类、雌激素、化疗药物服用史。

【体格检查】

神志清、精神好，皮肤、巩膜无黄染，全身浅表淋巴结无肿大，左前臂多发针尖大小红色出血点，左肘部可见 2 个陈旧性青紫色淤斑，直径约 1 cm × 1 cm，未见肝掌及蜘蛛痣。双肺呼吸音清，未闻及干、湿性啰音，心率 72 次 / 分，心律齐，未闻及病理性杂音。腹平坦，无压痛及反跳痛，肝脾肋下未触及，Murphy 征阴性，肝区叩痛阴性，移动性浊音阴性，双下肢无水肿。神经系统检查未见异常。

【辅助检查】

实验室检查（2012-10-10）血常规：WBC 3.09×10^9/L，NEUT 1.56×10^9/L，Hb 97 g/L，PLT 8×10^9/L，网织红细胞百分比 0.64（正常）。PTA：112%。

肝功能：ALT 23.2 U/L，AST 22 U/L，TBIL 7.7 μmol/L，ALB 43.3 g/L，CHE 9279 U/L。

甲状腺功能：正常。

甲状腺特殊抗体：TPO 54.51%（0～30），TRAb 39.1%（0～20），TSHAb（－）。

自身抗体：ANA＞1：3200，抗 SSA 抗体（＋），余自身抗体均为阴性。

【诊断及诊断依据】

诊断：血小板减少原因待查：特发性血小板减少性紫癜？再生障碍性贫血？ HBeAg 阳性慢性乙型肝炎。

诊断依据：①患者为青年女性，急性起病，有干扰素等用药史。近 1 个月出现牙龈出血。查体：左前臂多发针尖大小红色出血点，左肘部可见 2 个陈旧性青紫色淤斑，直径约 1 cm × 1 cm，PLT 8×10^9/L。故考虑诊断血小板减少原因待查，尚需完善骨髓穿刺涂片检查协助明确诊断。②患者起病隐匿，有乙型肝炎密切接触史，HBsAg 阳性 15 年余，肝功能异常，HBV-DNA 阳性，HBeAg 阳性。故 HBeAg 阳性的慢性乙型肝炎诊断明确。

【治疗】

即刻停用干扰素，立即卧床，密切监测生命体征，予维生素 K、输血小板等治疗。

入院后第 2 天（2012-10-10）查体：左前臂多发针尖大小红色出血点较前略有增多，压之不褪色，左侧肘部穿刺抽血处未见明显淤斑，无呕血、黑便等消化道出血表现，未见其他器官出血征象。复测 PLT 5×10^9/L。

骨髓穿刺结果（我院）：粒细胞增生活跃，红系可见中晚幼红细胞，形态未见异常，未见巨核细胞及血小板（图 11-1）。

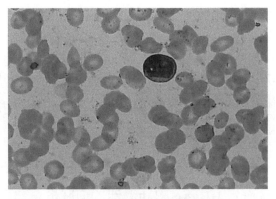

图 11-1　骨髓穿刺病理表现

血液科医生会诊意见：①考虑 ITP 可能性大，但需注意除外自身免疫性疾病、肿瘤相关性血小板减少、再生障碍性贫血或药物引起的血小板减少，建议再次行骨髓穿刺涂片进行鉴别；②若支持 ITP，可予激素及丙种球蛋白，并予血小板输注支持。

综合会诊意见：停干扰素；予以甲泼尼龙 60 mg，静脉滴注，每日 1 次，以及丙种球蛋白 10 g，静脉滴注，每日 1 次。2012 年 10 月 11 日复查血常规：PLT 升至 24×10^9/L，继续给予激素及丙种球蛋白治疗。2012 年 10 月 12 日患者转往北京市某医院血液科继续诊治。血常规（2012-11-9，我院）：WBC 5.22×10^9/L，NEUT 3.23×10^9/L，Hb 113 g/L，PLT 190×10^9/L。抗病毒治疗方案：停用干扰素，但仍拉米夫定 100 mg 每日 1 次维持治疗，HBV-DNA < 20 IU/mL，HBeAg 0.087 COI，HBsAg 239.7 IU/mL。

📋 病例分析

重组人干扰素是慢性乙型、丙型病毒性肝炎抗病毒治疗的有效药物，在干扰素应用过程中会发生一些不良反应，如流感样症状、一过性骨髓抑制、自身免疫性疾病等，多数患者均具有良好的耐受性。依据发病机制不同，干扰素诱发的血小板减少主要分为三类：①一过性骨髓抑制：常见，血小板下降程度较轻（10%～15%）、停药后可逆转。②自身免疫性血小板减少性紫癜（autoimmune thrombocytopenic purpura，AITP）：少见，均为个案报道，可能与 IFN 诱发血小板抗体的产生有关，或者与抑制了血小板生成素的合成有关。停干扰素予以激素、丙种球蛋白等处理后血小板可以恢复，预后好。③血栓性血小板减少性紫癜（thrombotic thrombocytopenic purpura，TTP）：极少见，主要特征为发热、血小板减少、溶血性贫血、肾损伤、不稳定神经系统症状。可能是 IFN 诱发血小板过度聚集在全身微血管内形成血小板血栓，输注血小板会加重病情，预后极差。

　　到目前为止，只有极少数个案报道关于干扰素诱导产生严重血小板减少病例。我们检索到干扰素治疗病毒性肝炎诱发严重血小板减少的病例报道共 28 篇，其中诊断 AITP 的 25 篇（普通 IFNα 14 例，PEG-IFNα 11 例），诊断 TTP 的 3 篇。AITP 患者的平均年龄为（46.26±12.8）岁，男性 11 例，女性 14 例；从使用干扰素到出现严重血小板减少的时间中位数为 3.2 个月（范围 1～36 个月）；其中 24 例为丙型肝炎患者，1 例为乙型肝炎患者。这些病例的处理措施及预后：1 例单纯停药血小板即恢复；1 例在严密观察下，坚持抗病毒治疗疗程结束，血小板未继续下降；其余 23 例均在停药后应用了免疫抑制剂。其中，联合血小板输注 7 例，联合免疫球蛋白治疗 11 例，4 例

65

采用免疫抑制剂、血小板输注、免疫球蛋白三联疗法。一般1～2周血小板开始上升，2周至3个月恢复正常。预后好，无严重出血或死亡。2例随访1年HCV-RNA仍为阴性。5例停用IFN后HCV-RNA转阳：其中1例于1年后改用IFN-β并取得了较好的疗效；另1例2年后应用IFN和利巴韦林联合治疗1年，未再出现血小板减少；1例再次给予IFN后血小板再次下降；其余2例未进行抗病毒治疗。

　　还有一类比较少见的药物相关的血小板减少是血栓性血小板减少性紫癜。发生率低，相关的文献报道较少。查阅了3例慢性丙型肝炎病例，在使用干扰素期间发生了药物相关的血栓性血小板减少性紫癜的病例报道。其病例特点、治疗及预后如表11-1所示。

表11-1　血栓性血小板减少性紫癜（3例）

	年龄/性别	病毒基因型	抗病毒药	血小板/（×10⁹/L）	出现TTP时间	治疗	转归
1	57/M	未测	IFNα	7	16 w	血浆置换及激素治疗	死亡
2	62/M	1b	PEG-IFNα	6	治疗满48 w，停药后2 w	血浆置换及激素治疗	治愈
3	60/F	1b	PEG-IFNα	9	8 w	血浆置换及激素治疗	死亡

　　通常我们认为在IFN应用的早期（1～4周）会出现粒系、血小板的减少，如中性粒细胞绝对计数≤1.0×10⁹/L，血小板＜50×10⁹/L，应降低IFN-α剂量或延长给药时间；1～2周后复查，如恢复，则逐渐增加至原量。如中性粒细胞绝对计数≤0.75×10⁹/L，血小板＜30×10⁹/L，则应停药。IFN-α治疗4周后粒系、血小板相对稳定。本例患者在应用干扰素2年后

才出现突发血小板减少，因此干扰素诱发的一过性"骨髓抑制"可除外。另外，患者无发热、贫血及肾损伤，排除 TTP 可能性；患者血小板抗体阳性、结合骨髓穿刺结果支持 AITP。故综上所述，本例患者血小板减少考虑为 AITP。

治疗方面，在停用干扰素后我们继续予以拉米夫定维持治疗，目的是减少乙型肝炎的复发，预防 HBV 的再激活。患者在停用激素 1 个月后复查血小板在正常范围内，并仍维持 HBeAg 阴性，HBV-DNA 未检测到（检测下限 20 IU/mL），使血小板恢复正常的同时维持了慢性乙型肝炎抗病毒治疗疗效。

📋 病例点评

通过本例报道我们希望能提醒大家：在 IFN-α 治疗的全程中均应密切注意血常规的变化。在追求疗效的过程中，更要关注药物的安全性。我们在 IFN-α 治疗早期需要比较密切地监测血常规的变化，而后期监测时间延长。极个别患者有可能出现严重血小板减少，容易造成疏忽。

（金 怡）

参考文献

[1] 贾继东，李兰娟，中华医学会肝病学分会. 慢性乙型肝炎防治指南（2010 年版）[J]. 中国病毒病杂志，2011，1（1）：9-23.

[2] TSENG T C, LIU C J, YANG H C, et al. Determinants of spontaneous surface antigen loss in hepatitis B e antigen-negative patients with a low viral load[J]. Hepatology, 2012, 55（1）: 68-76.

[3] TSENG T C, LIU C J, SU T H, et al. Serum hepatitis B surface antigen levels predict surface antigen loss in hepatitis B e antigen seroconverters [J].

Gastrornterology，2011，141（2）：517-525.

[4] BEARDSLEY D S. Pathophysiology of immune thrombocytopenic purpura[J]. Blood Rev，2002，16（1）：13-14.

[5] LAMBOTTE O，GELU-SIMEON M，MAIGNE G，et al. Pegylated interferon alpha-2a-associated life-threatening Evans，syndrome in a patient with chronic hepatitis C[J]. J Infect，2005，51（3）：e113-e115.

病例 12　核苷（酸）类似物耐药后 抗病毒治疗

病历摘要

【基本信息】

患者，女，26 岁，主因"HBsAg 阳性 8 年，肝功能异常 10 天"于 2017 年 7 月 28 日收入院。

8 年前在体检时发现 HBsAg 阳性，HBeAg 阳性，肝功能正常，未诊治。7 个月前于当地医院门诊就诊，查 HBV-DNA 阳性（具体不详）。开始服用拉米夫定抗病毒治疗，后复查 HBV-DNA 较前下降，尚未转阴。10 天前于我院门诊就诊，检查结果：ALT 182.2 L，HBV-DNA $> 1.70 \times 10^8$ IU/mL；DNA 序列测定（HBV）：拉米夫定耐药阳性（＋），基因分型 B；HBsAg 14 630 IU/mL，HBeAg 1388 COI，为进一步诊治收治入院。

流行病史：父亲为"乙型肝炎"未治疗；有乙型肝炎接触史，否认输血及血制品史。

既往史：平素健康状况良好。否认传染性疾病史。否认高血压、心脏病、糖尿病及其他疾病史。

个人史：原籍出生，否认放射线或毒物接触史，否认吸烟史，否认饮酒史，否认不洁性生活史。

【体格检查】

神志清，精神可，面色晦暗，肝掌可疑，皮肤、巩膜轻度

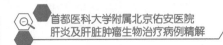
黄染，心肺（-），腹肌软，无压痛反跳痛，肝脾肋下未触及，肝区无叩痛，Murphy 征（-），移动性浊音（-），双下肢无水肿，NS（-）。

【辅助检查】

血常规（2017-7-17）：WBC 4.96×10^9/L，Hb 131 g/L，PLT 241×10^9/L。血生化＋肝功能＋血脂（常规）：ALT 182.2 U/L，AST 106.9 U/L；HBV-DNA 测定 > 1.70×10^8 IU/mL。DNA 序列测定（HBV）：拉米夫定耐药阳性（+），基因分型 B。AFP 1.54 ng/mL；HBsAg 滴度 14 630 IU/mL，HBeAg 1388 COI，HBcAb 阳性。腹部 B 超：弥漫性肝病表现。

【诊断及诊断依据】

诊断：病毒性肝炎，乙型，慢性（HBeAg 阳性）。

诊断依据：患者为青年女性，起病隐匿，有乙型肝炎密切接触史，8 年前检测 HBsAg 阳性，肝功能正常。近 7 个月来接受拉米夫定抗病毒治疗。入院检查 ALT > 2 U/L，HBsAg 阳性，HBeAg 阳性，HBV-DNA 阳性。超声提示符合慢性肝炎表现。故考虑上述诊断明确。

【治疗】

患者入院后予以保肝治疗，并予以替诺福韦酯 300 mg+ 派罗欣（聚乙二醇干扰素 α-2a，PEG-IFNα-2a）每周 135 μg 抗病毒治疗（表 12-1）。

表 12-1　患者入院后治疗及停药后指标变化

项目	TDF + PEG-IFNα-2a							停药
	0周	12周	24周	36周	48周	60周	72周	12周
ALT/（U/L）	182.2	143.1	40.4	33.6	24.6	50.5	34.2	11.4
HBsAg/（IU/mL）	14 630	162	＜0.05	＜0.05	＜0.05	＜0.05	＜0.05	＜0.05
Anti-HBs/（IU/L）			24.97	46.03	250.4	467.3	683.1	＞1000
HBeAg/COI	1388	-	1.81	-	-	-	-	-
Anti-HBe/COI		+	+	+	-	+	-	+
HBV-DNA/（IU/mL）	＞1.70×10^8	32.4	＜20	TND	TND	＜20	＜20	TND
WBC/（×10^9/L）	4.96	2.17	2.4	2.14	2.01	2.18	1.96	5.31
PLT/（×10^9/L）	241	112	129	136	149	142	154	265

病例分析

随着慢性乙型肝炎（chronic hepatitis B，CHB）抗病毒治疗的普及，越来越多的患者接受了 NAs 抗病毒治疗。近期来自国内（CR-HepB）真实世界的数据提示，67.8% CHB 患者选择了较为方便的口服药物治疗。NAs 可以有效地抑制 HBV-DNA 复制，从而延缓病情进展，改善预后，但需要长期服药以维持疗效。随着服药时间的延长，NAs 相关的耐药发生率日益增长。耐药一旦发生，此前抗病毒治疗所得临床获益将消失殆尽，甚至导致肝功能失代偿或肝移植失败等严重后果。本例患者在发生耐药后出现了病毒学反弹及肝功能异常，若不能有效控制病情，进一步发展为肝硬化甚至发生肝癌的风险较高。

目前国内外对这部分 NAs 耐药患者的再治疗共识，均为 NAs+NAs 联合治疗方案，虽然依照目前指南建议的耐药患者

笔记

的挽救治疗方案，可以有效抑制病毒复制也能改善病毒学和生化学应答，但其 HBeAg 血清学转换率很低，96 周 HBeAg 血清学转换率仅为 10% ～ 15%。由于缺乏可靠的停药终点，就需要患者长期服药。在长期 NAs 联合治疗中仍有发生耐药，甚至多位点或多药耐药的风险。但目前罕见对 NAs 耐药患者 HBeAg / HBsAg 血清学转换作为终点的研究报道。本例患者存在拉米夫定耐药阳性，采用 NAs+IFN 联合治疗，不仅获得了病毒学应答，还获得了 HBeAg 及 HBsAg 血清学转换，即慢性乙型肝炎的临床治愈。因此，对于 NAs 耐药的慢性乙型肝炎患者，是仅满足于病毒学的抑制还是争取血清学转换，这值得临床思考与探索。

2015 年后美国、欧洲及中国慢性乙型肝炎防治指南均把持久的 HBsAg 清除或转换作为可靠的停药终点，为了更大程度地帮助患者摆脱疾病困扰，慢性乙型肝炎治疗应在可接受的终点基础上，追求满意终点甚至理想的治疗终点，实现临床治愈。对于如本例患者这样的 NAs 耐药的 CHB 患者，我们主张采用以 IFN 为基础的联合治疗及个体化的治疗方案，不仅利用 IFN 与 NAs 两种不同治疗药物的优势互补，也兼顾了不同患者的耐受性、依从性，也使得部分 NAs 耐药的 CHB 患者也能获得可靠停药终点，甚至获得临床治愈的机会。根据该策略我们已经在临床上治疗数百例患者，均取得良好疗效。HBsAg 的清除不仅是对患者个人预后的最大改善，也是 HBV 传染源的减少和消灭。如该策略的研究成功并进行推广，可惠及更多民众，提高国民健康水平，减轻国家医疗负担，实现患者和公共卫生体系的双重获益。

病例点评

对于 NAs 应答不佳或耐药的患者，可以选择 NAs+NAs 的挽救治疗，也可以在 NAs+NAs 联合治疗的基础上进一步加用 IFN，使部分耐药患者获得可靠停药终点，甚至获得临床治愈。

（金 怡）

参考文献

[1] 中华医学会肝病学分会,中华医学会感染病学分会.慢性乙型肝炎防治指南（2015年更新版）[J].中国病毒病杂志，2015，5（6）：401-424.

[2] PATTERSON S J，GEORGE J，STRASSER S T，et al. Tenofovir disoproxil fumarate rescue therapy following failure of both lamivudine and adefovir dipivoxil in chronic hepatitis B[J]. Gut，2011，60（2）：247-254.

[3] 张文宏，张大志，窦晓光，等.聚乙二醇干扰素 α 治疗慢性乙型肝炎专家共识 [J].中华肝脏病杂志，2017，25（9）：678-686.

[4] 金怡，黄春洋，魏飞力，等.联合治疗策略在应答不佳 / 耐药 HBeAg 阳性慢性乙型肝炎患者为中的临床研究 [J].传染病信息，2015，28（5）：273-278.

[5] EASL. EASL 2017 Clinical Practice Guidelines on the management of hepatitis B virus infection[J]. J Hepatol，2017，67（2）：370-398.

病例 13 淋巴瘤治疗后急性乙型肝炎 慢性化

病历摘要

【基本信息】

患者，男，66 岁，外科医生，主因"发现肝功能异常 2 周"于 2010 年 12 月 1 日收入院。

患者于 2 周前体检发现肝功能异常，无恶心、呕吐、厌油、尿黄等不适。于当地医院就诊，查：ALT 771 U/L，AST 588 U/L，TBIL 44.0 μmol/L，HBsAg 阳性，HBeAg 阳性，HBcAb 阳性。诊断为"急性乙型肝炎"，为进一步诊治收入院。

流行病学史：否认输血及血制品史，否认乙型肝炎患者密切接触史，有可疑职业暴露史。

既往史：有高血压、糖尿病、冠心病病史；近 1 年来，服用止疼药物后出现转氨酶轻度升高；非霍奇金淋巴瘤 2 年余，已治愈，1 年前停用美罗华（利妥昔单抗），定期复查未见异常。

个人史：有长期大量饮酒史，戒酒 2 年。

【体格检查】

神志清，精神可，面色晦暗，肝掌可疑，皮肤、巩膜轻度黄染，心肺（－），腹肌软，无压痛反跳痛，肝脾肋下未触及，肝区无叩痛，Murphy 征（－），移动性浊音（－），双下肢无水肿，NS（－）。

【辅助检查】

HBsAg 4257 IU/mL，HBeAg 200.2 COI，HBeAg 浓度 PEI 45 U/mL；荧光定量 HBV-DNA 2.98×10^5 IU/mL。

【诊断及诊断依据】

诊断：病毒性肝炎，乙型，急性黄疸型；酒精性肝病；高血压；2 型糖尿病；冠心病。

诊断依据：①患者为老年男性，急性起病，既往明确无乙型肝炎病史，近 2 周出现肝功能异常，HBsAg、HBeAg 阳性，HBV-DNA 阳性。结合体征特点考虑诊断：病毒性肝炎，乙型，急性黄疸型。②患者有长期大量饮酒史，饮酒量达到酒精性肝病诊断标准，存在慢性肝病体征如"面色晦暗、肝掌可疑"，故考虑患者存在酒精性肝病。

【治疗】

入院后予完善检查明确诊断，并予恩替卡韦抗病毒治疗，予硫普罗宁、异甘草酸镁等保肝治疗。患者肝功能逐渐好转，HBV-DNA 下降不理想，加用阿德福韦酯联合抗病毒治疗。HBV-DNA 降至 47.5 IU/mL，并发生了 HBeAg 的血清转换。B 超发现少量腹腔积液，予利尿抗感染治疗后腹腔积液较前减少。于 2011 年 1 月 27 日加用甘乐能（重组人干扰素 α-2b）180 万 U 与 ETV、ADV 一起联合抗病毒治疗。

于 2011 年 3 月 31 日复查 HBsAg 1161 IU/mL，荧光定量 HBV-DNA < 12 U/mL，予停用甘乐能改为派罗欣每周 90 μg。

2011 年 6 月 10 日复查，患者肝功能正常，血常规结果回报白细胞、血小板稍低，将派罗欣由每周 90 μg 加量至每周 135 μg。

2011 年 8 月 9 日复查 HBsAg 转阴，继续予以 ETV+ADV+PEG-IFNα-2a 巩固治疗并加用白介素 -2 及乙型肝炎疫苗，继续治疗半年停药。停药时 HBsAb 阳性，随访至今仍保持 HBsAg 阴性（表 13-1）。

表 13-1　治疗过程中各指标的变化情况

项目	ETV		ETV+ADV	ETV+ADV+IFNα-2b	ETV+ADV+PEG-IFN α-2a+IL-2+HB			
	0 周	2 周	3 周	4 周	12 周	24 周	36 周	60 周
WBC/（$\times 10^9$/L）	3.3	2.64		3.03	3.21	2.84	3.02	3.21
LYM/（$\times 10^9$/L）	1.83	0.85		1.05	1.37	1.26	1.10	1.33
PLT/（$\times 10^9$/L）	91	71		76	86	80	76	77
ALT/（U/L）	1041	79.1	32.3	22.5	16.1	19.7	42.6	22
TBIL/（μmol/L）	33.5	76.7	65.3	20.1				
PTA/%	66.9	71	80	85				
HBsAg/COI	4257	950.5	956.9	923.7	1161	873	＜ 1（-）	＜ 1
Anti-HBs/（IU/L）	-	-	-	-	-	-	-	120.2
HBeAg/COI	200	6.73	1.81	-	-	-	-	-
Anti-HBe/COI	-	+	+	+	+	+	+	+
HBV-DNA/（IU/mL）	2.98×10^5	4.90×10^3	＜ 500	139	＜ 12	＜ 12	＜ 12	TND

病例分析

成年人、儿童及幼儿感染 HBV 后，分别有 5%、30% 和 95% 的患者成为慢性 HBV 感染者，这表明宿主免疫系统成熟程度是决定 HBV 持续感染的重要因素。尽管大部分成年人感染 HBV 后可自愈，但仍有部分感染者发展为慢性乙型肝炎。宿主处于免疫功能低下状态时，如存在先天性免疫缺陷、获得性免疫缺陷综合征和应用免疫抑制剂等，一旦被 HBV 感染则易发展成持续性感染。一项关于成人 HBV 感染后慢性化比例的 Meta 分析显示，其中 2 项研究超过 10%，1 项为 5%，另有 7 项＜ 5%。巴西的一项研究中成人 HBV 感染后有 14.1% 患者发展为慢性。导致 HBV 感染后慢性化的因素尚不十分明确。

本例成年患者明确既往 HBsAg/HBsAb、HBeAg/HBeAb、c 抗体均为阴性。此次发病为急性乙型肝炎诊断明确。患者既往有非霍奇金淋巴瘤，并曾使用利妥昔单抗治疗。利妥昔单抗是 CD20 抑制剂，能特异性与 B 淋巴细胞表面的跨膜抗原 CD20 结合，通过补体依赖的细胞毒作用、抗体依赖的细胞毒作用杀伤 B 细胞，故对表达 CD20 的淋巴增殖系统疾病有良好的治疗效果。由于它能诱导 B 细胞持久、大量地减少，使 HBV 能够逃避免疫鉴别和清除而长期持续存在，随着 CD20 细胞被清除，记忆 B 细胞的数量亦随之减少，导致免疫球蛋白水平下降，这种体液免疫和细胞免疫双重缺陷，更容易导致 HBV 的复制。既往有大量文献报道使用利妥昔单抗后导致乙型肝炎病毒再激活。利妥昔单抗治疗后，血清中抗 -HBs 水平立即显著下降，HBV 抗原重新出现，因此利妥昔单抗致抗体生成减少也是 HBV 再激活的因素，但对于使用利妥昔单抗后感染急性乙型肝炎患者的转归目前尚无文献报道。利妥昔单抗的免疫抑制作用可能在使用者体内存在较长时间。参照对于既往 HBV 感染人群的治疗指导意见，2017 年欧洲肝病学会指

笔记

南建议进行预防性抗病毒治疗，并且疗程要延长到停用利妥昔单抗 18 个月。该患者停用利妥昔单抗尚未满 18 个月，利妥昔单抗造成的免疫抑制作用仍可能存在。因此我们考虑加用核苷（酸）类似物——恩替卡韦抗病毒治疗。此外，患者起病急，肝功能损伤较重，合并黄疸及 PTA 的概率显著下降，早期抗病毒治疗可以减轻肝脏的损伤，有利于肝功能恢复和 HBsAg 转阴。

在该患者的早期恩替卡韦抗病毒治疗中，HBV-DNA 下降不理想，同时患者肝功能损伤仍持续进展，因此加用了阿德福韦酯联合抗病毒治疗。经过抗病毒治疗 1 个月，患者 HBsAg 无明显变化。为更加彻底地清除 HBV，改善预后，待患者肝功能基本恢复正常后加用干扰素联合抗病毒治疗。在此治疗中，密切监测干扰素相关不良反应。仅有血细胞轻度下降，未见其余严重不良反应。经上述治疗，患者于病程第 36 周获得了 HBsAg 的清除，并在巩固治疗期间获得了 HBsAg 的血清学转换，获得临床治愈。

总之，有的个体感染 HBV 后表现为急性自限性，有的则发生慢性感染，乙型肝炎慢性化的确切机制目前仍不清楚。病毒因素和宿主因素均参与其中，病毒因素包括逃逸免疫监视、HBV 感染引起的免疫抑制，病毒感染的量及 HBV 复制速度、HBV 基因型等也可能影响 HBV 感染的慢性化；宿主因素包括机体免疫功能低下，如存在先天性免疫缺陷、获得性免疫缺陷综合征和应用免疫抑制剂等，以及机体免疫耐受，最终 HBV 不能从人体内被清除，因而出现慢性化。成人 HBV 感染后慢性化机制目前仍不清楚，具体机制仍需进一步研究。我们在临床工作中遇到存在急性乙型肝炎慢性化高危因素时需加强监测，积极抗病毒治疗，以期达到更好的治疗效果。

病例点评

成人急性乙型肝炎 90%～95% 可以自愈，少部分患者易慢性化，机体免疫功能低下或缺陷可能是导致慢性化的主要原因。此患者因淋巴瘤应用利妥昔单抗治疗，淋巴瘤得到控制，但免疫功能没有完全恢复，慢性化的可能性非常大，经过 NAs+IFN 的联合治疗 9 个月才获得痊愈。因此建议对急性乙型肝炎容易慢性化的患者尽早抗病毒干预，以达到临床治愈。

（金　怡）

参考文献

[1] COLUCCIO C，BEGINI P，MARZANO A，et al. Hepatitis B in patients with hematological diseases：an update [J]. World J Hepatol，2017，9（25）：1043-1053.

[2] SETO W K，CHAN T S，HWANG Y Y，et al. Hepatitis B reactivation in patients with previous hepatitis B virus exposure undergoing rituximab-containing chemotherapy for lymphoma：a prospective study[J]. J Clin Oncol，2014，32（33）：3736-3743.

[3] NI Y H. Natural history of hepatitis B vires infection：pediatric perspective[J]. J Gastroenterol，2011，46（1）：1-8.

[4] 叶伟，杜建霞，张宁，等 . 利妥昔单抗治疗淋巴瘤患者致乙型肝炎病毒再激活一例 [J]. 中华传染病杂志，2016，34（6）：369-370.

[5] 张祥忠，何敏，彭爱华，等 . HBsAg 阴性伴抗 -HBc 和抗 -HBe 阳性淋巴瘤患者化疗后 HBV 再激活 1 例 [J]. 国际内科学杂志，2008，35（5）：310-311.

[5] 陶晨，叶伟，艾敏，等 . 利妥昔单抗致乙型肝炎病毒再激活一例 [J]. 中华临床医师杂志（电子版），2013，7（5）：2260.

病例 14　慢性 HBV 携带孕妇产后抗病毒治疗

病历摘要

【基本信息】

患者，女，28 岁，主因 "HBsAg 阳性 5 年余，肝功能异常 1 周" 收入院。患者于 5 年前体检时发现 HBsAg、HBeAg、HBcAb 阳性，肝功能正常，HBV-DNA 阳性（具体不详），无乏力、食欲缺乏、肝区不适等症状，未予特殊治疗，后未定期复查随诊。4 年前在妊娠 12 周时复查乙型肝炎五项：HBsAg 1380.5 IU/mL，HBeAg 1175 COI，抗 -HBc 阳性，HBV-DNA 1.2×10^7 IU/mL，肝功能正常，为降低 HBV 母婴传播风险，妊娠 28 周开始口服替比夫定（telbivudine，LDT）抗病毒治疗，分娩前 HBV-DNA 降至 1.6×10^3 IU/mL，肝功能持续正常。患者足月自然分娩，新生儿发育良好。1 周前（分娩后 1 月余）患者复查肝功能：ALT 285.6 U/L，AST 106.5 U/L，TBIL 23.5 μmol/L，ALB 39.2 g/L，无发热、恶心、腹胀、食欲缺乏、肝区不适等症状，为进一步治疗收入院。

既往史：既往体健，无其他传染病病史，无外伤、手术及输血史，否认食物、药物过敏史，预防接种史不详。无毒物、放射性物质接触史，无烟酒等不良嗜好。父亲体健，母亲为乙型肝炎病毒感染者，无肿瘤家族史。

【体格检查】

体温 36.5 ℃，血压 120/70 mmHg，心率 70 次 / 分，呼吸 20 次 / 分，神志清楚，精神良好，发育正常，肝掌、蜘蛛痣（−），皮肤、巩膜无黄染，双肺呼吸音清，未闻及干、湿性啰音，心律齐，各瓣膜未闻及杂音及异常心音，腹部平软，全腹无压痛、反跳痛及肌紧张，肝区无叩痛，肝脾肋下未触及肿大，移动性浊音阴性，双下肢无水肿。

【辅助检查】

入院后相关化验检查提示血常规：WBC 4.5×10^9/L，Hb 125 g/L，PLT 231×10^9/L。

肝功能：ALT 238.7 U/L，AST 123.3 U/L，TBIL 18.8 μmol/L，ALB 39.5 g/L；凝血酶原活动度 90%。乙型肝炎五项：HBsAg 1206.7 IU/mL，HBeAg 906 COI，抗 HBc 阳性；HBV-DNA 1.2×10^2 IU/mL；AFP 3.2 ng/mL；抗 HAV-IgM、抗 -HCV、抗 HEV-IgM 阴性，抗 EBV、抗 CMV 阴性，甲状腺功能正常，自身抗体谱（−）。腹部 B 超提示：弥漫性肝病表现。

【诊断及诊断依据】

诊断：慢性乙型肝炎急性发作。

诊断依据：患者为青年女性，有乙型肝炎家族史，母亲为乙型肝炎病毒感染者，乙型肝炎病史 5 年余，未定期复查随诊。4 年前妊娠期间多次查乙型肝炎血清学标志物阳性，HBV-DNA 阳性，肝功能正常，腹部 B 超未见异常，考虑为慢性 HBV 携带状态。分娩后，患者出现转氨酶升高，辅助检查提示肝功能异常，以转氨酶升高为主，乙型肝炎血清学标志物阳性，HBV-DNA 阳性，其他嗜肝病毒血清学标志物阴性，自身

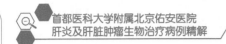
抗体谱阴性，腹部 B 超未见明显异常，未提示脂肪肝，结合患者的临床特征，诊断慢性乙型肝炎急性发作明确。

【治疗】

采用聚乙二醇干扰素 α 每周 135 μg 联合阿德福韦酯 10 mg/d 抗病毒治疗的方案，定期复查评估，抗病毒治疗 3 个月时 HBeAg 滴度明显降低，治疗 6 个月时 HBsAg 滴度也大幅下降，治疗 9 个月时获得 HBeAg 清除，治疗 12 个月同步出现 HBeAg 和 HBsAg 血清学转换，继续巩固治疗至 24 个月，抗 -HBs 滴度 > 300 IU/mL，遂停用抗病毒药物（表 14-1）。随访至今，患者抗 -HBs 持续阳性，未见复发。

病例分析

在本病例中，患者妊娠前和妊娠期间均处于 HBV 高载量的免疫耐受状态，妊娠晚期给予 LDT 抗病毒治疗的主要目的是预防 HBV 母婴传播。分娩后阻断母婴传播的任务即已完成，然而分娩后 1 月余尚未停用 LDT 时复查肝功能提示转氨酶明显升高，同时伴 HBeAg 滴度下降和 HBV-DNA 水平明显降低，这是否提示机体进入免疫清除期？如何处理类似该患者的这种情况？当前国内外各乙型肝炎指南或共识尚无推荐意见或参考建议。

我们选择 PEG-IFNα 为基础的继续抗病毒治疗方案，目的不仅要抑制 HBV-DNA 复制，而且实现 HBeAg 血清学转换，达到能停药的目标，在达成此目的基础上，观察到 HBsAg 进行性下降，继而又争取到了临床治愈的更高目标。我们参照免

笔记

表 14-1　HBV 携带孕妇分娩后聚乙二醇干扰素联合阿德福韦酯抗病毒的疗效

项目	LDT 治疗前	分娩后	治疗 3 个月	治疗 6 个月	治疗 9 个月	治疗 12 个月	治疗 15 个月	治疗 18 个月	治疗 21 个月	治疗 24 个月
HBsAg/ (IU/mL)	1380.5	1206.7	803.6	20.8	0.09	< 0.05	< 0.05	< 0.05	< 0.05	< 0.05
抗 -HBs/ (IU/mL)	-	-	-	-	-	12.3	47.1	107.5	155.6	431.2
HBeAg/COI	1175	906	70.2	1.13	-	-	-	-	-	-
抗 -HBe/COI	-	-	-	-	-	+	+	+	+	+
HBV-DNA/ (IU/mL)	1.2×10^{7}	1.2×10^{2}	< 20	< 20	< 20	< 20	< 20	< 20	< 20	< 20
ALT/ (U/L)	25.8	238.7	90.5	35.7	24.6	24.3	22.6	22.4	20.5	21.7

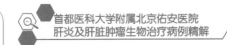

疫清除期的概念，ALT 升高为必备条件，同时伴 HBV-DNA 和（或）HBeAg 的下降。这样可以排除部分患者因分娩后体重增加、肥胖导致的脂肪肝，以及其他原因引起的 ALT 升高，把真正进入免疫清除期与一过性 ALT 升高的患者区别开来。

通过文献复习，我们进一步了解到，为避免母体对胎儿的排异反应，通常妊娠期间母体内细胞因子由 Th1 型向 Th2 型转变；CD4$^+$T 淋巴细胞计数和 CD4/CD8 比值降低，CD4+CD25+FoxP3+Treg 细胞和 Breg 细胞数量升高，内源性皮质激素升高等，这些变化的结果可导致妊娠期间母体细胞免疫功能减弱；而分娩后上述母体内的变化可快速恢复至妊娠前水平，导致细胞免疫功能相对增强，从而可能诱发机体对 HBV 的免疫清除。不少临床学者也观察到 HBV 感染孕妇分娩后部分患者可出现 ALT 升高或伴有自发性 HBeAg 清除的现象。据此，我们推测孕妇分娩后由于细胞免疫功能的增强可能打破机体对 HBV 的免疫耐受状态，转氨酶的升高和（或）HBeAg 滴度的降低，均是免疫清除的表现，因此，此时可能是抗病毒治疗的有利时机。干扰素具有免疫调节和抗病毒双重作用，一方面可提高病毒特异性或非特异性细胞功能；另一方面可经 IFN 信号通路产生多种抗病毒蛋白作用于乙型肝炎病毒复制、转录的多个环节。上述两点可能有利于本例患者获得最终的临床治愈。

🗒 病例点评

慢性 HBV 感染的孕妇分娩后，机体的细胞免疫功能增强，有可能是清除乙型肝炎病毒的一个比较好的时机，要根据患者的具体情况具体分析。此患者产后转氨酶升高，HBeAg、HBV-DNA 滴度降低，是抗病毒治疗的有利时机，经过 NAs+IFN 获得临床治愈。

（鲁俊锋）

参考文献

[1] TER BORG M J，LEEMANS W F，DE MAN R A，et al. Exacerbation of chronic hepatitis B infection after delivery[J]. J Viral Hepat，2008，15（1）：37-41.

[2] LIN H H，WU W Y，KAO J H，et al. Hepatitis B post-partum e antigen clearance in hepatitis B carrier mothers：correlation with viral characteristics[J]. J Gastroenterol Hepatol，2006，21（3）：605-609.

[3] SINHA S，KUMAR M. Pregnancy and hepatitis B virus infection[J]. Hepatol Res，2010，40（1）：31-48.

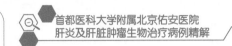

病例 15　肝炎肝硬化并发消化道出血

病历摘要

【基本信息】

患者，男，62 岁，主因"HBsAg 阳性 24 年，黑便 1 天，呕血 4 小时"以"上消化道出血"收入院。24 年前体检发现 HBsAg 阳性，肝功能正常，无不适主诉，未诊治。其后间断复查转氨酶轻度升高，自服保肝药物治疗，未行抗病毒治疗。1 年前因上腹部不适于外院复查，肝功能异常（具体不详），HBV-DNA：2.61×10^6 IU/mL，腹部 B 超提示肝硬化、脾大，开始给予恩替卡韦抗病毒治疗，肝功能逐渐恢复正常，半年后 HBV-DNA 低于最低检测值。1 天前无明显诱因先后排 3 次黑便，为柏油样黑便，未重视，4 小时前开始呕血，共呕吐 2 次，总量约 500 mL，为暗红色血液，伴头晕、心慌等不适感，无晕厥、意识障碍，为进一步治疗收入院。

既往史：平素健康状况良好，无外伤、手术及输血史。否认长期放射线或毒物接触史，偶有饮酒。否认食物、药物过敏史。母亲为乙型肝炎病毒感染者，死于肝炎肝硬化。否认肿瘤家族史。

【体格检查】

体温 36.6 ℃，血压 130/60 mmHg，心率 105 次 / 分，呼吸 20 次 / 分，神志清，精神弱，肝掌、蜘蛛痣（＋），贫血貌，皮肤、巩膜无明显黄染，双肺呼吸音清，未闻及干、湿性啰音，心率偏快，心律齐，各瓣膜未闻及杂音，腹软，全腹无压痛、反跳痛及肌紧张，肝脾肋下未触及肿大，移动性浊音阴性，双下肢无明显水肿。

【辅助检查】

入院后完善相关检查：血常规示 WBC 2.46×10^9/L，Hb 63 g/L，PLT 34×10^9/L。凝血酶原活动度：53.6%。肝功能：ALT 19.1 U/L，AST 17.1 U/L，TBIL 11.9 μmol/L，ALB 22.5 g/L；NH_3 88 μg/dL。乙型肝炎五项：HBsAg、抗 -HBe、抗 -HBc 阳性，HBV-DNA 未检测到；抗 -HCV 阴性，自身抗体谱阴性。AFP：5.67 ng/mL。腹部 B 超提示肝硬化，脾大，侧支循环形成，少量腹腔积液。腹部 CT 检查提示肝表面欠光整，各叶比例轻度失调，肝裂增宽，肝脾周围可见水样低密度带，增强扫描肝实质内未见明显异常强化灶，食管下段、胃底周围可见迂曲扩张的血管影。

【诊断及诊断依据】

诊断：肝炎肝硬化，乙型，失代偿期；食管胃静脉曲张破裂出血；失血性贫血（中度）；脾大、脾功能亢进；低蛋白血症；腹腔积液。

诊断依据：患者为老年男性，既往体健，有乙型肝炎家族史，HBsAg 阳性 24 年，未规范诊治。本次因呕血、黑便入院，入院后进行相关化验检查提示血三系降低，低蛋白血症，血氨升高，乙型肝炎血清学标志物阳性。腹部 B 超和 CT 提示肝硬化、脾大、腹腔积液、食管胃底静脉曲张。查体心率增快，肝掌、蜘蛛痣（＋），贫血貌，慢性肝病面容。结合患者的临床特点及辅助检查，基础病"肝炎肝硬化、乙型、失代偿期"诊断

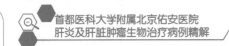
明确。此次呕血、黑便考虑上消化道出血，食管胃静脉曲张破裂出血可能性大。

【治疗】

患者入院后心率增快，血压降低，四肢皮肤湿冷，考虑食管胃静脉曲张破裂出血，出现失血性休克，立即开放静脉通路，予补液、扩容、血管活性药物等纠正休克，给予止血、抑酸、降低门静脉压力等治疗；患者急性失血，血红蛋白低于 70 g/L，予输血支持治疗；给予人血白蛋白纠正低蛋白血症，改善胶体渗透压；给予抗生素预防感染。经积极处理，患者血压升至 110/70 mmHg，心率降至 75 次 / 分，皮肤温暖，休克纠正，出血逐步稳定。进一步胃镜提示食管静脉重度曲张（RC+），胃底静脉曲张，相关科室会诊，结合患者意愿，予内镜下硬化剂治疗，患者出血稳定后出院。

病例分析

1. 上消化道出血的常见病因

（1）消化性溃疡：消化性溃疡是上消化道出血中最常见的病因，占非静脉曲张破裂出血病因的 50% ～ 70%，临床上可产生不同程度的出血，轻者仅表现为大便隐血试验阳性、黑便，重者可出现呕血或血便。此类患者临床上常表现为慢性、节律性、周期性的上腹痛，部分伴有上腹部不适、胃灼热、反酸、食欲缺乏等消化道症状，予以抑酸剂或抗酸剂可缓解症状。

（2）食管胃底静脉曲张破裂出血：患者大多有明确的肝炎或肝硬化病史，发病急，以呕血、黑便为主要临床表现，出血量较大，病情进展快，可很快出现出血性休克或诱发肝性脑病，病死率往往很高。

（3）食管贲门黏膜撕裂综合征：患者常表现为剧烈干呕或呕吐，随后出现呕血，一般为无痛性出血，多有饮酒、饱餐、服药等诱因，出血多能自行停止。

（4）急性糜烂出血性胃炎：此病一般急性发病，常表现为上腹痛、呕血及黑便等，患者一般有长期服用非甾体抗炎药物或严重创伤、大手术、大面积烧伤、颅内病变、败血症以及其他严重脏器或多器官功能衰竭或大量饮酒史。

（5）胃癌：此类患者可并发消化道出血，临床上患者早期多无症状，后期逐渐出现上腹痛、厌食、纳差等非特异性消化道症状，粪便检查可长期隐血阳性，应用抑酸剂一般无效，确诊有赖于胃镜检查。

2. 出血程度的评估和周围循环状态的判断

病情严重程度及预后与出血量呈正相关。一般来说，每日消化道出血量超过 5 mL，粪便潜血试验阳性，每日出血量超过 50 mL，可出现黑便；胃内积血量超过 250 mL，可引起呕血；一次出血量大于 400 mL，可出现头晕、心悸、乏力等症状；短时间内出血量大于 1000 mL，可有休克表现。临床上也可通过观察循环状态判断出血程度，患者出现直立性低血压，即由平卧位改为坐位时，血压下降幅度 > 15 ～ 20 mmHg，心率增快 > 10 次 / 分，提示循环血容量不足；当收缩压 < 90 mmHg，心率 > 120 次 / 分，患者表现为面色苍白、四肢湿冷、烦躁不安或神志不清，提示有严重的大出血及休克。

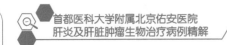

3. 急性食管胃底静脉曲张出血的治疗

急性食管胃底静脉曲张出血的治疗包括药物治疗、内镜治疗、三腔二囊管压迫止血、经颈静脉肝内门－体静脉分流术（transjugular intrahepatic portosystemic shunt，TIPS）、外科手术等综合治疗。药物治疗包括一般处理、血容量的恢复、降低门静脉压（血管升压素及其类似物、生长抑素及其类似物）、抗菌药物的应用以及质子泵抑制剂等。抗菌药物可降低食管胃静脉曲张再出血率及出血相关病死率，推荐其作为肝硬化急性食管胃静脉曲张出血的辅助治疗。三腔二囊管的优点不容忽视，尤其是短期内出血量大，药物或内镜治疗失败或无条件进行内镜／TIPS挽救治疗时，应积极使用三腔二囊管止血处理。

病例点评

上消化道出血是肝硬化患者最严重的并发症，一旦处理不及时，可导致失血性休克，甚至危及生命。决定出血风险的因素包括静脉曲张程度、有无红色征及 Child-Pugh 分级，曲张程度越重、红色征阳性、Child-Pugh 分级越差，出血风险越高。早期治疗主要包括纠正低血容量休克、防止出血相关并发症及有效控制出血等，积极开展多学科模式的二级预防，可有效降低再出血率及病死率。

这是 1 例经典的肝炎肝硬化上消化道出血的内科结合内镜治疗成功的病例。

（鲁俊锋）

参考文献

[1] FELDMAN M，FRIEDMAN L S，BRANDT L J. Sleisenger and Fordtran's gastrointestinal and liver disease[M]. 10th ed. Philadelphia：Saunders Elsevier，2016.

[2] SCHIFF E R，WILLIS C，RAJENDER R. et al. Schiff's disease of the liver[M]. 12th ed. New Jersey：Wiley-Blackwell，2017.

[3] 林果为，王吉耀，葛均波 . 实用内科学 [J]. 15 版 . 北京：人民卫生出版社，2017.

病例 16　慢性乙型肝炎肝衰竭

病历摘要

【基本信息】

患者，男，47 岁，主因"HBsAg 阳性 10 年余，乏力、尿黄 2 周"入院。患者 10 年前体检发现 HBsAg、HBeAg、HBcAb 阳性，HBV-DNA 阳性，转氨酶间断轻度升高，无不适主诉，未重视。5 年前复查肝功能轻度异常，HBV-DNA 水平同前，外院诊断"慢性乙型肝炎"，开始给予拉米夫定抗病毒治疗，HBV-DNA 水平明显下降，未转阴。治疗 2 年后出现病毒学突破，伴转氨酶明显升高至 500 U/L，抗病毒治疗方案调整为替比夫定，定期复查，HBV-DNA 仍持续阳性，肝功能转氨酶水平间断波动。1 年前自行停用替比夫定抗病毒治疗，停药后曾复查腹部 B 超提示脾大，血小板 90×10^9/L，开始间断服用中药治疗。

2 周前劳累后出现乏力、尿黄，伴食欲缺乏、腹胀、皮肤瘙痒，无发热、恶心、呕吐，就诊于外院，查血常规：WBC 4.2×10^9/L，Hb 132 g/L，PLT 87×10^9/L。肝功能：ALT 2913 U/L，AST 1259 U/L，TBIL 67.3 μmol/L，DBIL 40.8 μmol/L，ALB 37.7 g/L，GGT 228 U/L。乙型肝炎五项：HBsAg 166 000 IU/mL，HBeAg 896.1 COI，HBV-DNA $> 5.0 \times 10^9$ IU/mL。腹部 B 超提示肝脏实质回声稍增强，脾大，未见胸腔积液、腹腔积液，给予恩替卡韦抗病毒及保肝等对症治疗，患者症状进行性加重，为进一

笔记

步治疗收入院。

既往史：平素体健，糖尿病病史 1 年余，口服降糖药物控制血糖；无外伤、手术及输血史，否认食物、药物过敏史；平时偶有饮酒，无肝病家族史，无肿瘤家族史。

【体格检查】

体温 36.5 ℃，血压 120/80 mmHg，心率 78 次 / 分，呼吸 18 次 / 分，神志清，精神弱，慢性肝病面容，肝掌、蜘蛛痣（－），全身浅表淋巴结未触及肿大，皮肤、巩膜中度黄染，双肺呼吸音清，未闻及干、湿性啰音，心律齐，各瓣膜无杂音，腹软，全腹无压痛、反跳痛及肌紧张，肝脾肋下未触及肿大，肝区叩痛阳性，移动性浊音阴性，双下肢无水肿。

【辅助检查】

入院后化验提示，WBC 5.89×10^9/L，Hb 140 g/L，PLT 86×10^9/L。肝功能：ALT 2018.1 U/L，AST 889.7 U/L，TBIL 113.9 μmol/L，ALB 37.0 g/L，PAB 30.6 mg/L，CHE 4875 U/L；PTA 35%；NH_3 83 μg/dL。乙型肝炎五项：HBsAg 20 043 IU/mL，HBeAg 1136 COI，抗 -HBc 阳性。HBV-DNA：4.79×10^5 IU/mL。AFP：11.67 ng/mL；抗 -HAV、抗 -HCV、抗 -HEV 阴性，自身抗体谱阴性，抗 -EBV、抗 -CMV 阴性。腹部 CT 提示肝表面尚光整，各叶比例轻度失调，肝脾周围可见水样低密度带，脾脏增大，密度均匀。诊断为肝硬化，脾大，腹腔积液。

【诊断及诊断依据】

诊断：肝炎肝硬化、乙型，慢加亚急性肝衰竭；脾大、脾功能亢进；2 型糖尿病。

诊断依据：患者为中年男性，既往有 2 型糖尿病病史，长期口服降糖药物治疗。乙型肝炎病史 10 年余，间断肝功能异常，5 年前开始不规律抗病毒治疗，效果欠佳，1 年前自行停药，停药后间断口服中药治疗。本次因乏力、尿黄入院，辅助检查提示血小板降低，乙型肝炎血清学标志物阳性，HBV-DNA 阳性，肝功能明显异常，PTA 低于 40%，临床无肝性脑病表现，腹部 CT 提示肝硬化，脾大，腹腔积液，其他嗜肝病毒血清学标志物阴性，自身抗体谱阴性。结合患者临床特征，诊断乙型肝炎肝硬化、慢加亚急性肝衰竭明确。

【治疗】

患者既往有长期不规律抗病毒治疗史，入院后调整抗病毒治疗方案，给予替诺福韦抗病毒治疗，同时给予保肝、退黄以及支持对症治疗，患者临床症状逐渐加重恶化，逐渐出现意识障碍，考虑合并肝性脑病；定期监测肝功能，患者胆红素进行性升高，最高升至 318.5 μmol/L，凝血酶原活动度降至 18%，内科治疗效果较差。经家属同意，行同种异体肝移植，术后恢复良好。术后长期口服抗病毒药物及抗排异药物治疗，病情持续稳定。

病例分析

1. 肝衰竭的分类

根据病例组织学特征和病情发展速度，肝衰竭可被分为四类：急性肝衰竭（acute liver failure，ALF）、亚急性肝衰竭（subacute liver failure，SALF）、慢加急性（亚急性）肝衰竭（acute-on-chronic liver failure，ACLF）和慢性肝衰竭（chronic

liver failure，CLF）。ALF 的特征是起病急，发病 2 周内出现以
Ⅱ度以上肝性脑病为特征的肝衰竭综合征；SALF 起病较急，
发病 15 天至 26 周内出现肝衰竭综合征；ACLF 是在慢性肝病
基础上出现的急性肝功能失代偿；CLF 是在肝硬化基础上，肝
功能进行性减退导致的以腹腔积液或门静脉高压、凝血肝功能
障碍和肝性脑病为主要表现的慢性肝功能失代偿。

2. HBV 相关肝衰竭的抗病毒治疗

在我国，引起肝衰竭的病因主要是乙型肝炎病毒，占 80%
以上。与 HBV 具有相关性的肝衰竭，尚缺乏特效药物及治疗
手段。抗病毒治疗可抑制 HBV-DNA 的复制，改善肝功能，延
缓疾病进展，延缓或减少肝移植的需求。越来越多的循证医学
证据表明，与 HBV 相关的肝衰竭，只要 HBV-DNA 阳性，应
尽早开始抗病毒治疗。抗病毒药物首选核苷（酸）类药物，尤
其是高效、低耐药的核苷（酸）类药物，如恩替卡韦、替诺福
韦。干扰素可诱发肝细胞坏死和凋亡而加重肝衰竭，因此，对
肝衰竭患者，干扰素属禁忌药物。

3. 肝衰竭的治疗

对于肝衰竭的治疗，原则上强调早期诊断、早期治疗，针
对不同的病因采取相应的病因治疗和综合治疗措施，并积极
预防各种并发症。但总体来说，内科治疗尚缺乏特效药物和
手段，肝移植是治疗中晚期肝衰竭最有效的挽救性治疗手段。
临床上可采用 MELD 评分系统等对预后进行评估，但对急性
肝衰竭意义有限。基于肝脏供体较难获取，肝衰竭病情进展迅
速，肝移植时机的把握仍是临床医师面临的一个挑战。

病例点评

　　慢性乙型肝炎患者停用核苷（酸）药物导致的肝衰竭是临床中 NAs 抗病毒治疗过程中比较严重的并发症。此患者虽经内科治疗好转，但肝衰竭预后差，病死率高。建议没有达到 NAs 停药标准的患者不能随意停药，否则可能会造成严重的不良结局。

（鲁俊锋）

参考文献

[1] 中华医学会感染病学分会肝衰竭与人工肝学组，中华医学会肝病学分重型肝病与人工肝学组 . 肝衰竭诊治指南（2012 年版）[J]. 实用肝脏病杂志，2013，16（3）：210-216.

[2] SARIN S K，KEDARISETTY C K，ABBAS Z，et al.Acute-on-chronic liver failure：consensus recommendations of the Asian Pacific Association for the Study of the Liver（APASL）2014[J]. Hepatol Int，2014，8（4）：453-471.

病例 17 乙型肝炎合并甲状腺功能亢进所致肝衰竭

病历摘要

【基本信息】

患者，女，48 岁，主因"乏力、纳差 10 余天"收入院。患者于 10 余天前无诱因自觉明显乏力，食欲缺乏，无发热、恶心等不适，未重视。2 天前于当地医院化验肝功能：ALT 985 U/L，TBIL 46 μmol/L。1 天前于我院门诊复查肝功能：ALT 1018.9 U/L，AST 1504 U/L，TBIL 79.7 μmol/L。乙型肝炎五项：HBsAg、HBeAg、HBeAb 和 HBcAb 阳性，为进一步诊治收入院。患者自发病以来，精神尚可，食欲差，大小便正常，体重近 2 个月减轻 3 kg。

既往史：2 个月前因心慌就诊，外院诊断甲状腺功能亢进症，口服利可君和普萘洛尔治疗；否认乙型肝炎家族史；否认手术、外伤、吸烟和饮酒史，否认药物过敏史。

【体格检查】

体温 36.7 ℃，血压 118/75 mmHg，心率 92 次 / 分，呼吸 20 次 / 分，神志清，精神可，肝掌（＋），蜘蛛痣（－），全身浅表淋巴结未触及肿大，皮肤、巩膜中度黄染，双肺呼吸音清，未闻及干、湿性啰音，心律齐，未闻及杂音，腹平软，无压痛及反跳痛，肝脾肋下未触及，肝区叩击痛阴性，移动性浊音阴性，双下肢无水肿，神经系统查体无异常。

97

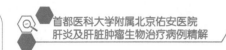

【辅助检查】

入院后化验血常规：WBC 3.84×10^9/L，Hb 101 g/L，PLT 92×10^9/L。尿常规：黄色，比重 1.011，酸碱度 6.0，尿胆原（+）。便常规：黄色软便，OB（-）。肝功能＋生化：ALT 815.7 U/L，AST 1251.1 U/L，TBIL 63.8 μmol/L，D/T 0.75，ALB 27.8 g/L，GGT 108.1 U/L，ALP 147.7 U/L，CHE 3230 U/L，BUN 3.25 mmol/L，CRE 45.6 μmol/L。凝血项：PT 18.7 秒，PTA 45%；血氨 46 μmol/L。病毒标志物：抗 HAV-IgM（-），HCV-Ab（-），HDV-Ab（-），抗 HEV-IgM（-），抗 CMV-IgM（-），抗 EBV-IgM（-），HBV-DNA 1.64×10^8 IU/mL。乙型肝炎病毒基因分型：C 型；抗 HBc-IgM（-）。肿瘤标志物：AFP 14.36 ng/mL，CA19-9 81.46 U/mL。甲状腺激素五项：FT_3 15.99 pmol/L，TT_3 4.34 nmol/L，FT_4 56.01 pmol/L，$TT_4 >$ 308.88 nmol/L，TSH $<$ 0.0025 mIU/L。自身抗体：ANA 1：100。

腹部超声：弥漫性肝病表现，脾大（脾厚 44 mm，长 137 mm），肝囊肿（多发）。肝脏弹性测定：22.8 kPa。电子胃镜：食管静脉轻度曲张，RC（-），慢性浅表性胃炎。腹部增强 CT：肝硬化，脾大，侧支循环形成，肝内多发囊肿，慢性胆囊炎。

【诊断及诊断依据】

诊断：肝炎肝硬化，失代偿期，乙型；脾大，脾功能亢进；低蛋白血症；食管静脉轻度曲张；甲状腺功能亢进症；肝囊肿；慢性胆囊炎；慢性浅表性胃炎。

诊断依据：患者为中年女性，既往确诊甲状腺功能亢进症，对症治疗中；既往否认慢性肝病史，此次亚急性起病，化验肝功能明显异常，凝血酶原时间延长，血常规三系降低，乙型肝炎病毒标志物和病毒定量阳性，抗 HBc-IgM 阴性，肝脏硬度值明显升高，胃镜可见食管静脉曲张，腹部影像学检查提示肝硬化表现，结合查体肝掌阳性，支持乙型肝炎病毒所致肝硬化诊断，肝功能 Child-pugh 分级为 C 级，处于失代偿期。

【治疗】

入院予复方甘草酸苷、谷胱甘肽保肝，苦黄注射液退黄等治疗，并予恩替卡韦片 0.5 mg 每日 1 次抗病毒治疗。内分泌科会诊：甲亢诊断明确，因目前存在严重肝损伤，建议行 [131]I 治疗。住院期间动态监测指标变化：HBV-DNA 定量逐渐下降；11 ～ 20 天患者乏力明显，伴恶心、呕吐，复查 PTA 36%，TBIL 181.1 μmol/L，诊断为慢加亚急性肝衰竭，加用甲泼尼龙静脉滴注 60 mg，连用 3 天，然后改为 30 mg，连用 3 天，最后改为 20 mg，连用 3 天，动态监测 PTA 波动在 33% ～ 38%，TBIL 略有下降，于 11 ～ 30 天至北京某医院行甲状腺 [131]I 治疗，过程顺利。术后监测肝功能逐渐好转，PTA 逐渐升高（图 17-1）。

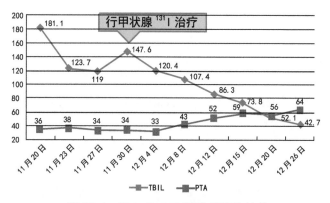

图 17-1　TBIL 和 PTA 随治疗变化趋势

病例分析

1. 甲状腺功能亢进与肝损伤

研究显示，甲亢患者中肝功能异常的发生率为 46% ～ 88%，在未接受治疗的甲亢患者中，发病率可达 45% ～ 90%。甲亢性肝损伤的发生率与年龄、病程及病情严重程度密切相关。甲亢性肝损伤多表现为转氨酶不同程度的升高，严重者可伴有胆红素升高和白蛋白水平降低。目前关于甲亢所致肝损伤的机制主要包括以下几点。

（1）甲状腺激素毒性作用：甲状腺激素主要在肝脏代谢，生理状态下直接或间接与肝细胞内的受体结合，不造成肝脏损伤，但过量的甲状腺激素会影响肝脏微循环，促进糖原分解，加速脂类和维生素的代谢，增加肝细胞的负担，也削弱了肝脏本身的保护机制。

（2）甲亢时肝脏代谢增高，内脏和组织耗氧量明显增加，但肝脏血流并不增加，使肝脏相对缺氧，同时旺盛的新陈代谢使糖原、蛋白质、脂肪的合成减少而分解代谢亢进，引起肝糖原、必需氨基酸及维生素消耗过多，使肝脏相对营养不良，二者可导致肝细胞脂肪变性、肝细胞坏死、肝功能异常。

（3）甲亢时血流动力学改变，血流加速，肝动脉和门静脉之间的正常压力不易维持，肝小叶周围血窦扩张，甚至出血，造成肝功能障碍。

2. 多因素所致肝功能衰竭

肝功能衰竭是多种因素引起的严重肝脏损伤，导致其合成、解毒、排泄和生物转化等功能发生严重障碍或失代偿，出现以凝血机制障碍和黄疸、肝性脑病、腹腔积液等为主要表现的一组临床综合征。导致肝衰竭的病因众多，以肝炎病毒感染为主，其次为药物和肝毒性物质等。本病例中患者虽然既往未发现乙型肝炎病毒感染，但发病后化验提示乙型肝炎标志物阳性，病毒活跃复制，HBcAb阴性，血常规三系降低，胃镜提示存在侧支循环形成，影像学检查可见肝脏各叶比例失调、脾大等慢性肝损伤的表现，因此支持患者为慢性乙型肝炎病毒感染导致肝硬化的诊断。同时患者合并甲亢，进一步加重肝脏损伤，造成在肝硬化基础上发生亚急性肝衰竭，经过积极保肝、退黄、抗病毒及激素等综合治疗，患者肝功能恢复较慢，经过甲亢放射性治疗后，肝功能恢复明显。

病例点评

乙型肝炎是肝硬化、肝衰竭的主要病因。若同时合并没有控制的甲亢，会加速病情进展，故在抗乙型肝炎病毒治疗肝衰竭的同时要兼顾甲亢的治疗，治疗甲亢的口服药物有一定的肝损伤作用，^{131}I有效、安全。甲亢得到有效控制，有助于肝病的康复。患者若合并多种疾病，应请相关学科会诊，拓展思路，有助于基础病的治疗。

（王金环）

参考文献

[1] 吴作艳，王炳元．甲亢性肝损伤[J].中国实用内科杂志，2002，22（5）：311-312.

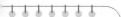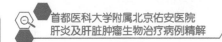
[2] 刘思齐，詹俊，陈慧.甲状腺功能亢进症合并黄疸的临床分析：附 6 例典型病例报告 [J].中华肝脏病杂志，2016，24（7）：537-538.

[3] 张颖，朱惠敏，吴嘉.甲亢合并严重肝损的治疗策略分析 [J].中国医药科学，2018，8（23）：31-34，67.

病例 18　EB 病毒感染致肝功能损伤

病历摘要

【基本信息】

患者，男，30 岁，主因"发热伴尿黄、食欲缺乏、厌油1 周"入院。患者于 1 周前无明显诱因出现发热，体温最高达39.2 ℃，偶有畏寒及寒战，无咽痛、咳嗽、腹泻、皮疹等，自认为"感冒"服用退热药物治疗（具体不详），后仍有间断发热，并出现尿黄逐渐加深，伴有乏力、食欲缺乏、厌油等不适症状，当地医院就诊查肝功能异常，ALT 236 U/L，AST 211 U/L，TBIL 42 μmol/mL，γ-GT 166 U/L，ALP 210 U/L，为进一步诊治来我院。自发病以来，精神、睡眠欠佳，大便正常，体重无变化。

既往史：既往体健。患者为公司职员，否认其他系统疾病史。否认吸烟、饮酒史。否认家族性、遗传性疾病史。

【体格检查】

神志清，精神稍弱，面色可，肝掌阴性，蜘蛛痣阴性，毛细血管扩张征阴性，咽红，无浅表淋巴结肿大，心肺未闻及异常，腹软，无压痛及反跳痛，肝脾肋下未触及，Murphy 征阴性，肝区叩痛阴性，肝上界位于第 5 肋间，肠鸣音 5 次 / 分，双下肢无水肿。

【辅助检查】

常规检查：WBC 3.34×10^9/L，NE% 19%，LY% 74%，Hb

103

143 g/L，PLT 134×10⁹/L，血涂片可见 ALY 占 15%，CRP 13.5 mg/L，PCT＜0.2 ng/mL，尿便常规、凝血功能均正常。

病原学检查：抗 HAV-IgG 阳性，抗 HAV-IgM 阴性。乙型肝炎五项：HBsAb 阳性，HCV-Ab 阴性，HEV-Ab 阴性，EB 病毒 IgG 抗体阳性，EB 病毒 IgM 抗体阳性，巨细胞抗体 IgG、IgM 均阴性，细小病毒 B19 抗体 IgG、IgM 均阴性。

其他实验室检查：自身抗体阴性，免疫球蛋白 IgG、IgM 正常，铜蓝蛋白 0.4 g/L。

影像学检查：腹部超声提示弥漫性肝病表现，胆囊壁毛糙，胸部正侧位片未见异常，心电图正常。

【诊断及诊断依据】

诊断：EB 病毒性肝炎。

诊断依据：患者为青年男性，既往无肝病史，急性起病，以发热、尿黄、食欲缺乏为主要表现。体检示咽红，慢性肝病体征阴性。实验室检查提示：肝功能明显异常，常见嗜肝病毒甲、乙、丙、戊型肝炎病毒均阴性，细胞抗体 IgG、IgM 均阴性，细小病毒 B19 抗体 IgG、IgM 均阴性，而 EB 病毒 IgG 阳性，EB 病毒 IgM 阳性，自身免疫相关指标均正常。血涂片可见异型淋巴细胞占 15%。心肌损伤相关检查阴性。心电图正常窦性心律。腹部超声无明显异常。

【治疗】

（1）积极保肝降酶、对症治疗：谷胱甘肽、异甘草酸镁。

（2）抗病毒治疗：更昔洛韦静脉滴注 14 天。

预后：治疗 2 周后患者未再发热，肝功能恢复正常，2 个月后复查 EB 病毒 IgM 转阴。

病例分析

本病例患者急性起病，因发热起病，以尿黄和消化道症状为主要表现，结合化验检查 EB 病毒 IgG 阳性，EB 病毒 IgM 阳性，血涂片可见异型淋巴细胞占 15%，故考虑 EB 病毒性肝损伤诊断，需要与药物性肝损伤、自身免疫性肝病、其他嗜肝病毒感染进行鉴别诊断。显然，该例患者没有服用有明确肝损伤的药物，不支持药物性肝损伤的诊断，自身免疫相关指标和其他嗜肝病毒相关指标均阴性，也不支持自身免疫性肝病和其他嗜肝病毒感染的诊断，尤其血涂片可见异型淋巴细胞占 15%，更是支持 EB 病毒感染的诊断。

急性 EB 病毒感染多见于儿童，成人相对少见。急性 EB 病毒感染主要包括传染性单核细胞增多症，EB 病毒相关性嗜血细胞性淋巴组织细胞增生症等，也可以慢性化，导致慢性 EB 病毒感染。在少数情况下，急性 EB 病毒感染可导致神经系统、血液系统、心血管系统等的严重并发症，甚至累及心脏可引起心肌损伤、累及肺部导致肺间质性病变及骨骼肌损伤，但是合并肝损伤相对少见。当 EB 病毒感染引起肝损伤时程度轻重不一，轻者主要表现为 ALT 等轻中度升高（多大于 100 U/L），以及胆红素轻度升高，伴有恶心、呕吐、纳差、厌油等消化道不适症状，同时还会有异型淋巴细胞升高相关的症状和体征，如发热、咽峡炎、淋巴结肿大、肝脾大等，本例患者有异型淋巴细胞升高，且出现了发热、消化道症状和咽峡炎等症状，同时伴有明显的肝功能异常，故考虑该诊断。

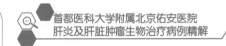
📋 病例点评

　　EB 病毒性肝损伤的治疗，除了常规的保肝、对症支持治疗外，最关键的是抗病毒治疗。更昔洛韦作为抗病毒药物，可以广泛分布于各组织与体液中，包括呼吸道、肝脏等，更昔洛韦对 EB 病毒有明显抑制作用，进入被病毒感染的细胞后，可以干扰病毒 DNA 多聚酶或与增长的 DNA 链结合，从而抑制病毒复制，有效缩短病程，改善病毒导致的中毒症状。

（伍慧丽）

参考文献

[1] BOLIS V，KARADEDOS C，CHIOTIS I，et al. Atypical manifestations of epstein-barr virus in children: a diagnostic challenge [J]. Jornal de Pediatria，2016，92（2）：113-121.

[2] OKUNO Y，MURATA T，SATO Y. Defective epstein-barr virus in chronic active infection and haematological malignancy [J]. Nature Microbiology，2019，4（3）：404-413.

[3] XU N，FAN H W，HUANG X M，et al. Clinical features of adult patients with chronic active epstein-barr virus infection[J]. Zhonghua Nei Ke Za Zhi，2018，57（11）：811-815.

[4] YAGER J E，MAGARET A S，KUNTZ S R，et al. Valganciclovir for the suppression of epstein-barr virus replication [J]. The Journal of Infectious Diseases，2017，216（2）：198-202.

病例 19　失代偿期丙肝肝硬化抗病毒治疗

病历摘要

【基本信息】

患者，女，55岁，主因"发现HCV-Ab阳性10余年，腹胀、双下肢肿3个月"收入院。

患者10余年前体检时发现HCV-Ab阳性，丙肝病毒RNA阳性（具体不详），行干扰素抗病毒治疗3个月，因自觉不良反应不能耐受后自行停用，此后未再复查及诊治。3个月前无明显诱因出现腹胀、双下肢肿，伴有乏力、尿少、尿黄，无消瘦、腹痛、腰疼等症状，为进一步诊治收入院。自发病以来，精神、睡眠欠佳，大便正常，体重无变化。

既往史：既往有静脉药瘾史。否认输血及血制品应用史。梅毒病史5年。6年前因胆囊结石行胆囊切除手术。否认饮酒史，否认家族性、遗传性疾病史。

【体格检查】

神志清，精神稍弱，面色晦暗，肝掌阳性，蜘蛛痣阳性，毛细血管扩张征阳性，心肺未闻及异常，腹饱满，无压痛及反跳痛，肝肋下未触及，脾肋下约3 cm，质韧，无触痛，表面光滑，Murphy征阴性，肝区叩痛阴性，肝上界位于第5肋间，移动性浊音阳性，肠鸣音4次/分，双下肢轻度水肿，扑翼征阴性。

【辅助检查】

常规检查：肝功能结果提示 ALT 24 U/L，AST 68 U/L，TBIL 49.6 μmol/mL，ALB 26.9 g/L，Cr 46.4 μmol/L，BUN 2.27 mmol/L，GRF 107 mL/（min•1.73 m²）。血常规示：WBC 3.07×10^9/L，Hb 109 g/L，PLT 41×10^9/L，PT 20.8 秒，PTA 43%。

病原学检查：HCV-Ab 阳性 22.36 COI，丙肝病毒 RNA 定量 9.42×10^4 IU/mL，丙肝 RNA 基因型检出 3a 型，乙型肝炎五项均为阴性。其他实验室检查：自身抗体 ANA 1：100，免疫球蛋白 IgG、IgM 正常。影像学检查：腹部超声及 CT 提示肝硬化，肝内多发结节，脾大，门、脾静脉增宽，腹腔积液中量。

【诊断及诊断依据】

诊断：丙肝肝硬化，失代偿期，腹腔积液；脾功能亢进。

诊断依据：①患者为中老年女性，慢性起病，既往慢性丙肝病毒感染史，干扰素抗病毒治疗不能耐受。②以腹胀、双下肢肿发病。③体检示：面色晦暗，肝掌阳性，蜘蛛痣阳性，毛细血管扩张征阳性，脾肋下约 3 cm，移动性浊音阳性，双下肢轻度水肿。④实验室检查提示：HCV-Ab 阳性 22.36 COI，丙肝病毒 RNA 定量 9.42×10^4 IU/mL，丙肝 RNA 基因型检出 3a 型。⑤腹部影像学检查提示肝硬化，肝内多发结节，脾大，门、脾静脉增宽，腹腔积液中量。胃镜检查提示食管胃底静脉重度曲张。

【治疗】

（1）积极保肝、利尿、补充人血白蛋白及对症支持治疗。

（2）抗病毒治疗：索磷布韦联合达拉他韦抗病毒、利巴韦林抗病毒治疗 12 周。

治疗结果及转归：抗病毒治疗服药后第 20 天复查丙肝病

毒 RNA 定量提示低于检测下限 50 IU/mL，第 56 天和第 84 天检查丙肝病毒 RNA 定量仍低于检测下限，停药后每 3 个月复查病毒仍持续低于检测下限。此外，患者腹腔积液及双下肢肿消退，出院。

病例分析

本例患者为中老年女性，慢性病程，既往有静脉药瘾史，慢性丙肝病史明确，HCV-Ab 阳性，丙肝病毒 RNA 显著升高，基因型为 3a 型（相对难治），查体有慢性肝病体征，脾大，腹部移动性浊音阳性及双下肢肿，结合化验提示肝功能各项合成代谢储备功能下降，存在脾功能亢进，腹部超声提示肝硬化表现及腹腔积液，故肝硬化失代偿期诊断明确。

本例的难点在于抗丙肝病毒治疗，既往干扰素联合利巴韦林的抗病毒治疗方案对于失代偿期肝硬化患者来说是禁忌证，目前安全高效的直接抗丙肝病毒药物开始广泛应用，已经成为一线抗病毒药物，对于丙肝肝硬化患者抗病毒治疗尤为重要，但是对于失代偿期肝硬化患者来说，使用 DAAs 药物还是应该谨慎。

病例点评

目前 WHO 2018 版《慢性丙型肝炎病毒感染患者的管理和治疗指南》指出，不论丙肝疾病的分期，不论疾病早晚，对所有 HCV 感染者进行抗病毒治疗都可以带来获益，对降低肝病死亡率和肝细胞癌风险都有关，同时还可以降低 HCV 感染导致的肝外疾病死亡率。此外，肝移植与丙型肝炎共识会议认为 MELD 积分≤ 18 分者可以考虑治疗，新修订的美国肝病学会丙肝指南也推荐失代偿期肝硬化患者移植前要进行病毒的清除。也推荐 HCV 感染的代偿期或失代偿期肝硬化患者应考虑抗病毒治疗，失代偿期肝硬化患者应尽快使用不含干扰素的方案治疗。建议只用达拉他韦、维帕他韦和索磷布韦对失代偿期丙肝肝硬化患者进行抗病毒治疗，由于本例患者是 3a 基因型，常见于静脉药瘾者，属于相对难治、容易耐药的基因型，所以在上述药物的基础上加利巴韦林进行治疗。在治疗过程中患者耐受性良好，监测血常规、肾功能等指标均稳定，不良反应轻。此外，DAAs 为全口服方案，简化了治疗的复杂性，缩短了疗程，高效安全，提高了患者的依从性。

（伍慧丽）

参考文献

[1] 张莉娟，刘炳华，马翠华，等 .《2018 年世界卫生组织慢性 HCV 感染的管理和治疗指南》摘译 [J]. 临床肝胆病杂志，2018，34（10）：2121-2123.

[2] CUNG R T, GHANY M Y, KIM A Y, et al. Hepatitis C guidance 2018 update：AASLD-IDSA recommendations for testing, managing, and treating hepatitis C virus infection [J]. Clin Infect Dis, 2018, 67（10）：1477-1492.

[3] DAILEY F, AYOUB W S. Hepatitis c virus therapy for decompensated and posttransplant patients [J]. J Clin Gastroenterol, 2017, 51（3）：215-222.

[4] RAMIREZ S, MIKKELSEN L S, GOTTWEIN J M, et al. Robust HCV genotype 3a infectious cell culture system permits identification of escape variants with resistance to sofosbuvir [J]. Gastroenterology, 2016, 151（5）：973-985, e2.

[5] YAN J, FU X B, ZHOU P P, et al. Complicated HCV subtype expansion among drug users in guangdong province, china [J]. Infect Genet Evol, 2019, 73：139-145.

第二章
肝脏肿瘤生物治疗病例

病例 20　原发性肝癌综合治疗

病历摘要

【基本信息】

患者，男，44 岁，主因"肝癌 1 年余"收入院。1 年前体检时发现肝功能异常，无明显不适、乏力、消瘦。于我院门诊就诊。肝肾功能：ALT 171.6 U/L，AST 88.2 U/L，TBIL 38.8 μmol/L，DBIL 13.5 μmol/L，ALB 47.2 g/L，葡萄糖 7.74 mmol/L。乙型肝炎五项：HBsAg、HBeAg、HBcAb 阳性，HBV-DNA 2.41 ×

10^6 IU/mL。AFP 624.5 ng/mL。胸部 CT 未见异常。上腹部增强核磁提示：①原发性肝癌伴肝内多发转移可能性大，门脉右支栓子形成，肝内胆管右支扩张；②肝硬化，脾大，侧支循环形成；③脂肪肝；④左侧肾囊肿。诊断为：原发性肝癌、乙型肝炎肝硬化。给予拉米夫定联合替诺福韦酯抗病毒保肝治疗。此后分别行肝动脉导管栓塞术，肿瘤消融术，参与免疫细胞临床研究，行免疫细胞回输 1 次。联合口服索拉非尼片 2 片，每日 2 次至今，今日为求进一步诊治收入院。

既往史：高血压病史 1 年，血压最高达 180/120 mmHg，间断口服硝苯地平缓释片 1 片，血压控制不详。糖尿病病史 1 年，空腹血糖最高达 10 mmol/L，未控制血糖。

【体格检查】

体温 36.5 ℃，血压 120/50 mmHg，心率 80 次 / 分，呼吸 20 次 / 分，神志清，精神可，皮肤、巩膜重度黄染，肝掌阳性，双肺呼吸音清，未闻及干、湿性啰音，心律齐，各瓣膜未闻及病理性杂音，腹软，肝脾肋下未触及，Murphy 征阴性，腹部无压痛，无反跳痛，肝区叩痛阴性，移动性浊音阴性，双下肢无水肿。

【辅助检查】

入院后化验提示：WBC 4.93×10^9/L，Hb 167 g/L，PLT 167×10^9/L。ALT 171.6 U/L，AST 88.2 U/L，TBIL 38.8 μmol/L，DBIL 13.5 μmol/L，ALB 47.2 g/L，葡萄糖 7.74 mmol/L。乙型肝炎五项：HBsAg、HBeAg、HBcAb 阳性，HBV-DNA 2.41×10^6 IU/mL。AFP624.5 ng/mL。胸部 CT 未见异常。

上腹部增强 MRI 提示：①原发性肝癌伴肝内多发转移可

能性大，门脉右支栓子形成，肝内胆管右支扩张；②肝硬化，脾大，侧支循环形成；③脂肪肝；④左侧肾囊肿。

【诊断及诊断依据】

诊断：原发性肝癌Ⅲa期，肝动脉导管化疗栓塞术后，细胞免疫治疗后；肝炎肝硬化，代偿期，乙型；2型糖尿病；高血压3级，极高危。

诊断依据：患者为中年男性，AFP ＞ 400 ng/mL，腹部B超及腹部CT均提示肝占位，行病理活检明确诊断原发性肝细胞癌。腹部MRI提示肝硬化，脾大，侧支循环形成。结合化验乙型肝炎标志物阳性，考虑肝炎肝硬化，代偿期，乙型诊断成立。患者2型糖尿病、高血压病史明确，故上述诊断成立。

【治疗】

糖尿病饮食，加强营养，联合介入、免疫治疗及靶向药物抗肿瘤，静脉或口服甘草酸制剂保肝。

病例分析

1. 肿瘤性肝占位常见病因

（1）肝血管瘤：也称为肝海绵状血管瘤，是一种先天性发育畸形。该病好发于30～50岁女性，常常无症状，多在体检时偶然发现。大于4 cm的肝血管瘤可以引起临床症状，主要为右上腹不适感。

（2）肝腺瘤：是发生在非硬化肝脏中的一种良性上皮性肿瘤。30岁以上患者多见，更常见于围绝经期女性。疼痛是肝腺瘤患者最常出现的临床症状，其次为肝区查体扪及肿块，偶有肿块破裂出血导致晕厥。仅有 20% 左右患者未表现出临床症状。

（3）肝细胞癌：肝细胞癌的发病率和病死率在各类恶性肿瘤中均排在前列。其发生多有慢性肝病基础，尤其在慢性乙型肝炎或丙型肝炎患者中易发。除嗜肝病毒感染之外，可能的影响因素还包括：年龄、性别、地域、种族、环境、烟酒嗜好、药物、饮食等。

（4）肝内胆管细胞癌：此类肿瘤是胆道上皮来源的恶性肿瘤，仅有约 10% 胆管细胞癌会引起肝脏的占位性病变。原发性硬化性胆管炎、胆道囊性扩张、肝内胆管结石及慢性肝病均是该病的危险因素。

（5）肝转移癌：肝转移癌是西方国家最常见的恶性肝脏占位性病变，是身体其他部分的恶性肿瘤转移到肝脏所致的继发性病变，常为多发占位，除了出现与原发性肝癌相类似的症状之外，还有原发灶的症状。最常见的临床表现为腹痛。肝功能检查结果为非特异性的指标异常。

2. 原发性肝癌治疗进展

（1）手术治疗：①肝切除术。肝切除术有传统的开腹手术和腹腔镜下肝切除术。与传统的开腹手术相比，腹腔镜下肝切除术术中出血量少、并发症发生率低、住院时间短、再次手术情况少。②肝移植术。肝移植术是肝癌的一种根治性治疗方法，适用于失代偿性肝硬化和小肝癌患者。肝移植可以移除肿瘤病灶和癌前病变组织，是早期肝癌患者的最佳治疗选择，其 5 年总生存率达 70%。

（2）局部消融：①射频消融。射频消融是常用的肝癌微创治疗方法，主要应用于不能接受手术治疗和有远处转移的肝癌患者，具有使用方便、成本低等优点。但也存在一些并发症，其主要并发症有肝衰竭、出血、胆道损伤、脓肿形成和结肠穿孔等；也有一些较轻微的并发症如发热、腹腔积液、腹痛和血小板减少症等。②微波消融。微波消融在中国是一种常用的热消融术，其优点是烧蚀效率高，避免了与射频消融治疗有关的"散热效应"。对于血液供应充足的肿瘤，可以通过栓塞阻断肿瘤的主要供血动脉以提高其疗效。

（3）肝动脉导管化疗栓塞术（transcatheter arterial chemoembolization，TACE）：TACE治疗在肝癌治疗中的应用较为广泛，并不仅限于针对癌灶本身的治疗。肝肿瘤破裂出血、严重的局部疼痛、动静脉瘘形成等情况均可采用TACE治疗，多数能取得满意的效果。在肝癌患者治疗后的随访过程中，残癌或复发灶在数字减影血管造影（digital subtraction angiography，DSA）下可表现出特征性的肿瘤染色，有较高的敏感性和特异性，并可以在发现肿瘤的同时给予TACE治疗。

（4）放射治疗：具体如下。①外照射：对于在肝转移瘤的Ⅲa和Ⅲb期患者，其门静脉、下腔静脉已有癌栓的，建议行姑息性放射治疗。②内照射：从含有放射性标记的肽类和单克隆抗体到含有放射性核素的小颗粒物质，这些有治疗性的放射性药物在癌症治疗领域中已广泛应用；内照射主要是由数百万个含有放射性同位素钇-90的树脂或玻璃微球组成，它们经过肝动脉直接注入毛细血管床，微球会优先停留在肿瘤的微脉管系统中，并产生高剂量放射性物质来杀死肿瘤细胞。

（5）分子靶向药物：索拉非尼是被批准用于治疗晚期肝癌的分子靶向药物，是一种口服的多靶点多激酶抑制剂，它可以通过抑制肿瘤细胞的增生和肿瘤血管的形成而发挥双重抗肿瘤作用。其可用于肝功能 Child-Pugh A 级和 B 级的肝癌患者，然而与 Child-Pugh B 级肝癌患者相比，Child-Pugh A 级肝癌患者服用索拉非尼的效果更佳。此外，还有瑞戈非尼、仑伐替尼等。

（6）免疫疗法：免疫系统长期以来一直被认为是能够控制癌的主导力量。免疫缺陷不仅会促进癌症的发生和发展，而且还不利于癌症的治疗。肝癌的免疫治疗主要包括免疫调节剂（干扰素、胸腺肽等）、免疫检查点阻断、肿瘤疫苗和过继性免疫疗法等，其中最有前景的是 CTLA-4 和 PD-1/PD-L1 免疫检查点。

原发性肝癌的治疗方法多样，每种方法各有其优缺点。单一治疗方法疗效有限，需多种治疗方法联合应用方可提高疗效。

病例点评

原发性肝癌的外科治疗有肝切除、肝移植，手术是肝癌的首选治疗方法，但是在确诊时大部分患者已达中晚期，往往失去了手术机会，据统计仅约 20% 患者适合手术。本例患者便是如此，我们采用肝动脉介入、局部消融与分子靶向药物、免疫疗法联合，结合营养支持等治疗，使患者的症状减轻、生活质量改善和生存期延长。

（郭　佳）

参考文献

[1] 胡泽明，陈彪，钟佳宁．原发性肝癌治疗方法的应用进展 [J]．山东医药，2019，59（9）：106-110.

[2] 王建斌，梁栋，王全楚．原发性肝癌的非手术治疗 [J]．胃肠病学及肝脏病学杂志，2019，28（2）：126-128.

[3] 杨晓丹，张燕明，韩涛．原发性肝癌靶向治疗的现状研究 [J]．中国临床实用医学，2019，10（2）：1-3.

病例 21　丙肝肝硬化基础上原发性肝癌综合治疗

病历摘要

【基本信息】

患者，男，57岁，主因"肝功能异常1年，发现肝占位10天"收入院。

1年前患者体检时发现肝功能异常，转氨酶升高至约150 U/L，后到某医院口服保肝药物2个月，2个月后自行停药；半年前复查肝功能转氨酶仍高，遂住院治疗，被诊断为"丙型肝炎肝硬化，代偿期"，应用普通干扰素（安福隆）300万U联合利巴韦林（900 mg/d）抗病毒治疗，1个月后病毒转阴，继续用药半年。10天前于北京某医院查：丙型肝炎病毒定量 < 50 IU/mL，WBC 3.12×10^9/L，PLT 83×10^9/L，AFP 57.68 ng/mL，ALT 100 U/L，AST 107 U/L，TBIL 25.49 μmol/L，ALB 28.7 g/L。腹部增强CT：肝癌可能性大；肝硬化，侧支循环形成，脾大；胰尾饱满，轮廓欠清。胸部征象：双下肺病变，考虑炎症，部分陈旧可能；双下肺肺大疱可能，双侧胸膜粘连。为进一步诊治于2013年3月20日以"肝占位性病变"收入我院。自发病来，患者精神、食欲、睡眠可，二便正常，体重无变化。

既往史：既往曾有肺大疱病变约40年，间断咳嗽少量咳痰；10天前查空腹血糖8.1 μmol/L。有大量饮酒史30余年。

否认肝病家族史。

【体格检查】

生命体征平稳，神志清，精神可，慢性肝病面容，肝掌（+），无蜘蛛痣，皮肤、巩膜无明显黄染，两肺呼吸音粗，双下肺可闻及少量湿性啰音；腹软，无压痛，肝脾肋下未触及，移动性浊音阴性；双下肢胫前指凹性水肿。

【辅助检查】

肝功能：ALT 56.7 U/L，TBIL 29.3 μmol/L，ALB 29.4 g/L，PTA 75%，PLT 91×10^9/L。查腹部核磁：①考虑肝右叶前段结节性肝癌；②肝硬化多发伴再生结节形成，脾大，侧支循环形成；③双肾多发囊肿；④胆囊炎。肝储备：R15 29.7%。肺功能：阻塞型通气功能障碍弥散量降低。

【诊断及诊断依据】

原发性肝癌 $T_1N_0M_0$ Ⅰ期；肝炎肝硬化，丙型，代偿期；酒精性肝病；肺部感染；肺大疱。

诊断依据：患者为中老年男性，有丙肝肝硬化基础，AFP 57.68 ng/mL，腹部增强 CT 和腹部增强核磁提示肝癌，肿瘤大小 2 cm，原发性肝癌 $T_1N_0M_0$ Ⅰ期诊断明确。有大量饮酒史，半年前发现丙肝病毒阳性，腹部核磁示肝硬化多发伴再生结节形成，脾大，侧支循环形成。丙肝肝硬化，代偿期；酒精性肝病诊断明确。患者既往肺大疱病史明确，现有少许咳嗽、咳痰，肺部听诊可闻及少许湿性啰音，肺部感染诊断明确。

【治疗】

（1）第一次发现肝癌行手术切除＋活化自体淋巴细胞（activated autologous lymphocyte，AAL）治疗。

完善相关检查，诊断为：原发性肝癌 $T_1N_0M_0$ I 期；肝炎肝硬化，丙型，代偿期。2013 年 4 月 8 日在全麻下行腹腔镜肝癌切除术，手术顺利，术中切除肝Ⅶ段肿瘤，大小约 2 cm。2013 年 4 月 15 日：AFP 10.61 ng/mL。术后病理提示原发性肝细胞癌，高 – 中分化。2013 年 4 月行第 1 个疗程 AAL 细胞免疫治疗。

（2）术后局部肿瘤复发，肝动脉导管化疗栓塞术 + 射频消融（radio frequency ablation，RFA）+ 细胞治疗。

2013 年 5 月 31 日：AFP 11.59 ng/mL。2013 年 6 月 4 日复查腹部增强 CT 示：肝右叶肝癌切除术后，见复发灶。2013 年 6 月行第 2 个疗程 AAL 细胞免疫治疗。2013 年 6 月 14 日第 1 次行肝动脉导管化疗栓塞术。2013 年 7 月 5 日行肝穿刺取病理 + 射频消融术，病理回报为原发性肝细胞癌，中分化。2013 年 10 月 15 日腹部增强 CT：肝癌介入及射频术后改变，肝内病灶较前进展（图 21-1）。2013 年 10 月 18 日：AFP 37.55 ng/mL。2013 年 10 月 29 日第 2 次行肝动脉导管化疗栓塞术。

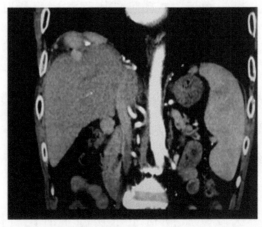

肝右叶复发灶 42 mm×31 mm。

图 21-1 腹部增强 CT（2013-10-15）

（3）发现肝外转移，索拉非尼＋细胞治疗。

2013 年 11 月 12 日，腹部 CT：①肝癌介入及射频术后改变，残余灶不除外；②腹腔淋巴结转移、腹壁转移可能性大。2013 年 11 月行第 3 个疗程 AAL 细胞免疫治疗。2013 年 12 月 11 日，AFP 138.2 ng/mL。2013 年 12 月 17 日，第 3 次行肝动脉导管化疗栓塞术。2013 年 12 月行第 4 个疗程 AAL 细胞免疫治疗。

2014 年 1 月 8 日，开始口服索拉非尼。2014 年 2 月 17 日，腹部增强 CT：①肝癌介入及射频术后改变，肝内未见明确复发灶及新发灶；②肝周转移、腹壁转移，腹腔淋巴结转移较前进展。2014 年 2 月，AFP 1786 ng/mL。2014 年 3 月 26 日，CT：肝癌介入及射频术后，肝右叶复发灶可能，肝周及腹壁转移灶，腹腔淋巴结转移（较前进展）。2014 年 4 月，AFP 4729 ng/mL。2014 年 5 月，AFP 7083 ng/mL（最高值）。2014 年 5 月 4 日，腹部增强 CT：肝癌介入及射频术后改变，肝右叶复发灶不除外，建议随诊复查；肝周转移、腹壁转移，腹腔淋巴结转移，部分较前进展（图 21-2）。2014 年 5 月行第 5 个疗程 AAL 细胞免疫治疗。2014 年 7 月 1 日，腹部增强 CT：肝癌介入及射频术后改变，肝右叶复发灶不除外；肝周转移、腹

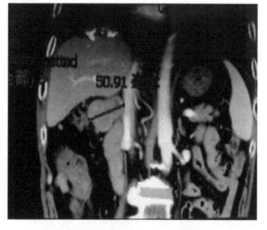

肝周转移灶 50 mm × 39 mm。

图 21-2 腹部增强 CT（2014-5-4）

壁转移，腹腔淋巴结转移，部分较前进展。治疗过程中发现患者皮肤出现多处炎性破溃。

（4）复查肿瘤缩小，继续索拉非尼＋细胞治疗。

2014 年 8 月，AFP 1490 ng/mL。2014 年 9 月行第 6 个疗程 AAL 细胞免疫治疗。2014 年 9 月 24 日，腹部增强 CT：肝癌切除、介入及射频术后复查；肝内未见明确复发及新发灶；肝周、腹壁多发转移灶，腹腔内多发淋巴结转移，较前缩小（图 21-3）。2014 年 10 月，AFP 341 ng/mL。2014 年 12 月 12 日，AFP 195.1 ng/mL。2014 年 12 月 25 日，腹部增强 CT：肝癌切除、介入及射频术后改变，肝内未见明确复发及新发灶；肝周、腹壁多发转移灶，腹腔内多发淋巴结转移，部分较前缩小。2014 年 12 月行第 7 个疗程 AAL 细胞免疫治疗。2015 年 1 月 30 日，AFP 172.3 ng/mL。2015 年 3 月 26 日，腹部增强 CT：肝癌切除、介入及射频术后改变，未见明确复发及新发灶；肝周、腹壁、腹腔内多发异常结节，较前无显著改变。2015 年 4 月 3 日，AFP 149.8 ng/mL。2015 年 5 月行第 8 个疗程 AAL 细胞免疫治疗。2015 年 7 月 6 日，腹部增强 CT：①肝癌切除、介入及射频术后改变，未见明确复发灶及新发灶；②肝周、腹壁、腹腔内多发异常结节，较前无显著改变。2015 年 7 月 1 日，AFP 94.21 ng/mL。2015 年 8 月 24 日，AFP 37.24 ng/mL。2015 年 10 月行第 9 个疗程 AAL 细胞免疫治疗。2015 年 10 月 21 日，腹部增强 CT：肝癌切除、介入及射频术后改变，未见明确复发灶及新发灶；肝周、腹壁、腹腔内多发异常结节，较前无显著改变。2015 年 12 月 21 日，AFP 40.53 ng/mL。2016 年 1 月 22 日，腹部增强核磁：肝癌切除、介入及射频术后改变，未见明确新发灶。2016 年 1 月 21 日，AFP 30.35 ng/mL。2016 年 8 月 1 日，复查腹部核磁：肝癌切除、介入及消融术后改变，未见明确复发及新发灶（图 21-4）。2016 年 10 月 21 日，AFP 31.07 ng/mL。目前继续口服索拉非尼，肿瘤未见新发灶，病情平稳。

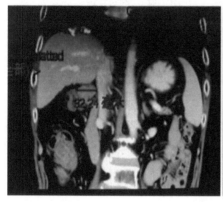

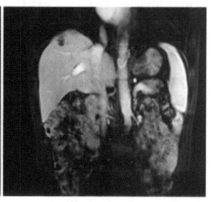

肝周转移灶 32 mm × 21 mm。　　　　无病灶。

图 21-3　腹部增强核磁（2014-9-24）　　图 21-4　腹部核磁（2016-8-1）

病例分析

　　原发性肝癌是居我国第四位的常见恶性肿瘤和第二位的肿瘤致死病因，一般 5 年生存率只有 10%。患者首次发现肝癌 $T_1N_0M_0$ Ⅰ 期，符合肝肿瘤切除指征，于外科行手术切除。患者有肝硬化基础，为减少复发，开始行 AAL 细胞免疫治疗。患者术后 2 个月复查腹部 CT 发现肿瘤复发，先后于介入科行肝动脉导管化疗栓塞术和肿瘤射频消融治疗。术后 7 个月发现肿瘤肝外转移，再次行介入治疗，开始靶向治疗（口服索拉非尼），联合细胞治疗，患者肿瘤情况平稳。

索拉非尼是一种小分子多靶点靶向治疗药物，具有抑制肿瘤细胞增生及肿瘤血管生成的双重作用，可抑制血管内皮细胞生长因子受体（vascular endothelial growth factor receptor，VEGFR）-2、VEGFR-3和血小板衍生生长因子受体β等酪氨酸激酶受体的活性，从而起到抑制新生血管形成和抑制肿瘤细胞增生的双重作用，已被确立为晚期肝癌一线标准治疗方案。已有实验证实，在初次肝切除术后复发且进展到晚期的肝癌患者，索拉非尼联合TACE及RFA相比单纯应用索拉非尼不仅安全，而且能够显著提高患者生存率。

细胞生物治疗是目前除手术和放、化疗之外的第四大肝癌治疗手段，通过细胞采集、细胞修饰、激活、扩增、细胞质检及回输等过程，一定程度上提高患者自身免疫能力，从根本上改变癌细胞的生长环境。其利用过继免疫细胞治疗可以通过体外诱导与活化机体固有的生物调节系统来刺激具有细胞毒性和杀伤能力的细胞及细胞因子产生，增强机体杀伤肿瘤的特异性细胞的分化能力，在细胞水平上杀伤肿瘤细胞，同时有效地抑制肿瘤细胞的复发和转移。体外大量扩增抗原特异性的T细胞并回输给患者是免疫治疗肿瘤的有效手段。

肝癌治疗已经从以往的单一治疗模式逐渐发展为多学科交融的综合治疗模式。多学科的综合治疗模式，包括使用手术、肝动脉化疗栓塞/肝动脉灌注化疗、局部消融、放疗、分子靶向治疗、生物治疗、系统化疗、抗病毒治疗等一系列治疗手段。对于不同的肝癌患者，应根据患者的肿瘤负荷、有无血管侵犯/远处转移、肝功能和一般状况，制定合理的综合治疗方案以延长患者的生存期。

病例点评

　　肝癌的发病机制十分复杂，其发生、发展和转移与多种基因的突变、细胞信号传导通路和新生血管增生异常等密切相关，其中存在着多个关键性环节。我们结合本例患者的疾病特点，制定了多学科的综合治疗模式，先后采用手术、肝动脉化疗栓塞、局部消融、分子靶向、细胞免疫、抗病毒等一系列治疗手段，针对患者的不同阶段实施个体化治疗，最大限度地控制了肿瘤的发展，提高了总体疗效。

（熊　芳）

参考文献

[1] 中华人民共和国卫生和计划生育委员会医政医管局.原发性肝癌诊疗规范（2017年版）[J].中华消化外科杂志，2017，16（7）：635-647.

[2] 中国临床肿瘤学会指南工作委员会.中国临床肿瘤学会（CSCO）原发性肝癌诊疗指南（2018）[M].北京：人民卫生出版社，2018：1-98.

[3] 龚新雷，秦叔逵.索拉非尼治疗国人晚期肝细胞癌的临床研究进展[J].临床肿瘤学杂志，2015（2）：175-184.

[4] DARCY P K，NEESON P，YONG C S，et al. Manipulating immune cells for adoptive immunotherapy of cancer[J]. Current Opinion in Immunology，2014，27：46-52.

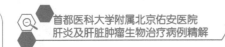
病例 22　肝癌并发破裂出血

病历摘要

【基本信息】

患者，男，60岁，主因"乙型肝炎病史20年余，肝区疼痛1月"收入院。患者于20年前自觉乏力伴浓茶色尿，于我院化验：HBsAg阳性，肝功能异常，HBV-DNA阳性（具体数值不详），诊断为慢性乙型肝炎，予保肝、退黄、抗病毒治疗。出院后1个月患者自行停用抗病毒药物，未规律复查。1个月前开始间断出现肝区疼痛，伴食欲缺乏和体重下降，今日就诊于我院门诊，化验乙型肝炎病毒定量 1.04×10^3 IU/mL，AFP 20.67 ng/mL，腹部增强CT扫描提示肝右叶肝癌破裂出血及门脉广泛栓子，诊断为肝癌破裂出血，为进一步诊治收入院。

既往史：体健，否认肝病及肿瘤家族史，否认长期大量饮酒史，否认药物过敏史。

【体格检查】

体温36.2 ℃，血压110/72 mmHg，心率85次/分，呼吸20次/分，神志清，精神可，皮肤、巩膜轻度黄染，肝掌（+），双肺呼吸音清，未闻及干、湿性啰音，心律齐，未闻及杂音，腹膨隆，肝、脾触诊不满意，肝区压痛阳性，无反跳痛及肌紧张，移动性浊音可疑，双下肢无水肿，神经系统查体未见异常。

【辅助检查】

入院后化验血常规：WBC 12.22×10^9/L，Hb 182 g/L，PLT 281×10^9/L。肝功能、肾功能：ALT 23.1 U/L，AST 61 U/L，TBIL 41.3 μmol/L，DBIL 15.6 μmol/L，BUN 7.78 mmol/L，Cr 87.4 μmol/L，GRF 82.59 mL/（min•1.73 m^2）。CT 增强扫描（上腹部＋下腹部）：①肝右叶瘤体破裂出血及门脉广泛栓子；②左侧肾上腺结节灶，腺瘤可能，请结合临床，建议复查以除外转移；③肝脏多发囊肿。彩超检查（含工作站、彩色照片）/ 单系统：肝内占位——肝癌可能性大，门静脉受侵，弥漫性肝病表现，肝囊肿（多发），胆囊壁胆固醇结晶，胆囊息肉样病变（多发），胆囊壁毛糙，腹腔积液少量。

【诊断及诊断依据】

诊断：原发性肝癌，Ⅲ b 期，瘤体破裂出血，门静脉癌栓；左侧肾上腺结节灶；肝炎肝硬化，失代偿期，乙型，腹腔积液，低蛋白血症；肝囊肿。

诊断依据：患者为老年男性，乙型肝炎病史 20 年余，曾抗病毒治疗，但很快自行停药并未规律复查，1 个月前开始出现肝区疼痛，伴食欲缺乏和体重下降等肿瘤消耗表现，化验 Hb 虽然未明显下降，但腹部 B 超及腹部 CT 均提示肝内巨块型占位及明确的瘤体破裂出血，考虑肝癌破裂出血诊断明确。患者乙型肝炎肝硬化，低白蛋白血症，同时存在腹腔积液，评判肝功能处于失代偿期。

【治疗】

患者巨块型肿瘤，同时合并破裂出血，病情危重，向患者及其家属交代病情及不良预后，在其家属充分理解病情并知情同意下，当晚急诊赴介入室行肝动脉导管造影及栓塞治疗，术中可见肝右叶巨块型肿瘤染色，范围约 20 cm×11 cm，术后加强保肝、抗感染、止痛等对症治疗，出血停止，好转出院。

病例分析

1. 腹痛、肝区疼痛的常见原因

（1）消化性溃疡或伴穿孔：表现为慢性、周期性、节律性上腹痛，可有反酸、嗳气、胃灼热，确诊需进行 X 线钡餐和（或）胃镜检查。如伴穿孔可表现为突发剧烈腹痛，常伴有恶心、呕吐、面色苍白、四肢发冷等休克表现，体检全腹压痛、反跳痛、板状腹，化验白细胞及中性粒细胞增高，腹部 X 线可见膈下游离气体，必要时可行腹腔穿刺检查。

（2）急性胰腺炎：表现为急性上腹痛、呕吐、寒战、发热、黄疸，B 超、CT 有炎症改变，化验血、尿淀粉酶升高。

（3）胆囊炎、胆石症：多因进食多脂食物或受凉而诱发，临床表现为持续性右上腹剧痛，间歇性加重向右肩及右背部放射，并有寒战、发热、恶心、呕吐等，可出现皮肤、黏膜黄染，查体右上腹压痛与局部肌紧张，右肋缘下可触及肿大的胆囊，Murphy 征阳性，化验白细胞及中性粒细胞增高，B 超及 CT 检查可发现肿大和充满积液的胆囊及结石征象即可明确诊断。

（4）肠梗阻：表现为腹痛、腹胀、呕吐、肛门停止排便排气。体检见腹膨隆，腹部压痛，可闻及气过水音，立位腹平片可见气液平面。

（5）消化道肿瘤：如肝癌、胃癌等，常表现为腹痛，伴有呕血、乏力、纳差、消瘦等肿瘤消耗状态，可行胃镜、腹部CT 或 MRI 检查协助明确诊断。

（6）腹腔脏器破裂：如肝、脾破裂，多在腹压增加或外伤等诱因下，突发剧烈腹痛，由右上腹或左上腹蔓延至全腹，呈持续性胀痛；若为外伤性或血管瘤破裂或肝癌破裂出血者多伴有失血性休克表现，如面色苍白、脉搏迅速、血压下降等，体检腹肌紧张，全腹压痛、反跳痛，叩诊移动性浊音阳性，血红细胞总数和血红蛋白降低，腹腔穿刺抽出不凝固血液有助于诊断。

（7）妇科疾病：如异位妊娠破裂，多发生在妊娠 2 个月内，主要症状为腹痛、阴道流血及停经，多为一侧下腹部剧烈疼痛，扩散至全腹，呈持续性胀痛，出血量大时出现失血性休克表现，阴道检查宫颈后穹隆饱满膨出，妊娠试验阳性，腹腔或后穹隆穿刺可抽出不凝固血液，通过 B 超或腹腔镜检查有助于诊断。卵巢囊肿蒂扭转，以 20～50 岁最为多见，多发生于体积小、活动度大、蒂长的囊肿，常体位突然改变诱发，表现为突发的一侧下腹部剧烈疼痛，呈持续状，伴有恶心、呕吐，有时自觉腹部包块肿大，腹部查体患侧腹部压痛，腹肌紧张，阴道检查可触及一圆形光滑的、活动的、有明显触痛的肿块，有时可扪及有触痛的扭转蒂部对诊断有确定意义，B 超、CT 或腹腔镜检查有助于诊断。

2. 自发性肝癌破裂出血

自发性肝癌破裂出血是肝癌严重并发症，严重威胁患者生命安全，致死率较高。

129

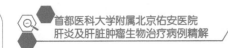

据医学文献报道，自发性肝癌破裂发生后 30 天内死亡比例最高可达到肝癌患者总数的 60% 左右。根据研究，肝癌自发破裂可能与下列因素有关：①肿瘤生长迅速，瘤体因供血不足发生破裂出血、坏死，中心液化急剧增大致外包膜破裂出血；②肿瘤侵蚀血管出血；③肿瘤破溃或液化后合并感染；④肿瘤位置表浅，包膜脆而薄弱，轻度外力冲击极易破裂出血；⑤肝癌常伴肝硬化、肝功能损伤，凝血机制异常，是肝癌破裂出血的原因之一；⑥急性腹内压增高的因素如咳嗽、呕吐等均可致肿瘤破裂出血。由于该病发病突然、急剧，且常伴休克，故其治疗困难，预后较差，如不积极救治，多数患者迅速死亡。

主要的处理方法有如下。①紧急处理：出血较小者应平卧休息，限制活动，腹带加压包扎。出血量大、失血性周围循环衰竭的患者，应及时对患者的血压、脉搏、呼吸、心率及神志情况进行严密监护并给予抗休克治疗。②补充血容量：出血较小者可仅予补充晶体液。出血量大、有失血性周围循环衰竭的患者，应及时予输注新鲜血，或进行成分输血。③手术治疗：该症病情凶险，死亡率高，凡符合手术指征者应立即进行手术治疗。

病例点评

本例患者以肝区疼痛为首发症状，持续 1 个月，并没有自发性肝癌破裂出血常见的发病突然、急剧伴休克等表现，临床上容易首先考虑为胆囊炎、胆石症等，应避免先入为主，造成漏诊、误诊。需综合患者病史、体征、临床表现、实验室及影像学检查等进行诊断，确诊肝癌破裂出血后符合指征者应立即进行肝动脉导管造影及栓塞止血。

（顾　娜）

参考文献

[1] 王凝芳. 急诊 TACE 介入治疗肝癌破裂出血的效果及安全性研究 [J]. 中国现代药物应用，2018，12（7）：27-29.

[2] 李天满，周任，庞志东. 原发性肝癌破裂出血 42 例临床诊治分析 [J]. 中国临床新医学，2017，10（3）：267-269.

[3] 尚韬. 四种治疗方法对肝癌破裂出血患者近期止血效果及生存时间的影响 [J]. 浙江中西医结合杂志，2018，28（2）：133-134.

病例 23　肝癌疼痛治疗

病历摘要

【基本信息】

患者，男，55岁，主因"肝病史30年，肝癌7年，尿黄、眼黄1周"入院。患者于30年前无明显诱因出现乏力、尿黄，化验肝功能异常，HBsAg阳性，应用中药保肝治疗，此后每年复查，TBTL持续波动在90～110 μmol/L。7年前行腹部CT检查提示：肝左叶内侧段占位病变，AFP 393 ng/mL，行肝动脉造影，确诊为原发性肝癌，此后因肝癌复发及新发灶间断多次行肝动脉导管介入治疗、肿瘤射频和氩氦刀等治疗，并开始应用恩替卡韦抗病毒、索拉非尼靶向药物抗肿瘤治疗。1年前患者无诱因突发腰部疼痛，腰椎核磁考虑 T_{10} 许莫结节，转移瘤不除外，PET-CT提示右侧髂骨、T_{10} 转移病灶，考虑肝癌骨转移，于北京某医院行放疗，期间出现少量腹腔积液、腹泻、白细胞下降、胆囊炎急性发作等并发症，积极治疗后好转。11个月前骨扫描提示左侧髂骨多发转移，再次行骨放疗，患者出现腹胀，在我院住院治疗，考虑合并腹腔积液、低蛋白血症，治疗后腹腔积液消退。后出现发热、腹泻等，诊断为李斯特菌感染，停止放疗，给予抗感染、调节免疫、索拉非尼减量、升白细胞等对症支持治疗后好转出院。4个月前于外院行骨转移癌射频消融治疗后出现腹胀，自服利尿剂后腹胀缓解，出现腹痛，于我院住院，考虑腹腔感染，给予利尿、抗感染治疗后腹痛好转出院。3 个月前开始于北京某医院先后行 2 次骨转移癌介入治疗，术后出现腹胀、双下肢水肿、肝功能异常，于我院住院治疗好转出院。1 周前发现尿黄、眼黄并逐渐加重，伴右下肢疼痛，开始规律服用盐酸羟考酮 20 mg，每日 1 次止痛，24 小时疼痛评分为 2 分，为进一步检查和治疗入院。

既往史：既往体健。否认长期大量饮酒史，否认药物过敏史。

【体格检查】

体温 36.4 ℃，血压 112/72 mmHg，心率 82 次 / 分，呼吸 20 次 / 分，神志清，精神弱，肝掌阳性，全身浅表淋巴结未触及肿大，面色晦暗，皮肤、巩膜重度黄染，双肺呼吸音清，未闻及干、湿性啰音，心律齐，未闻及杂音，腹软，全腹压痛可疑，无反跳痛，Murphy 征阴性，肝、脾肋下未触及，移动性浊音可疑阳性，双下肢轻度水肿，神经系统查体阴性。

【辅助检查】

入院后化验：WBC 2.03×10^9/L，RBC 2×10^{12}/L，Hb 67 g/L，PLT 87×10^9/L，NE% 65.1%，CRP 83 mg/L；肝、肾功能：ALT 10.1 U/L，AST 10.2 U/L，TBIL 221.4 μmol/L，DBIL 212.3 μmol/L，ALB 29.7 g/L，BUN 10.22 mmol/L，Cr 72 μmol/L，GFR 99.84 mL/（min•1.73 m²），钾 3.54 mmol/L，钠 135 mmol/L，氯 97.9 mmol/L；血氨 86 μg/dL。凝血项：PTA 83%。HBV-DNA 测定（进口）：未检测到。血型 O 型，Rh（D）：阳性。

【诊断及诊断依据】

诊断：原发性肝癌 Ⅲ a 期；胸椎、双侧髂骨、股骨、腰

5 椎体转移；肝炎肝硬化、失代偿期、乙型、腹腔积液、腹腔感染、低蛋白血症；营养不良性贫血、中度；疼痛。

诊断依据：患者为中年男性，既往乙型肝炎病史 30 年，7 年前影像学及肝动脉造影明确诊断为肝癌，并先后多次行介入、消融及基因治疗，并联合靶向药物抗肿瘤。1 年前发现肝癌骨转移，先后行骨转移癌放疗、射频消融及介入手术，术后病情有一过性好转，但反复出现肝损伤，尿黄、眼黄，化验黄疸进一步加重，并出现疼痛，患者患有低蛋白血症，同时存在腹腔积液、全腹压痛，结合病史考虑上述诊断成立。

【治疗】

清淡饮食，给予保肝、退黄、利尿、抗感染等治疗。患者于院外开始口服盐酸羟考酮缓释片 20 mg，每日 1 次，开始疼痛控制稳定，2018 年 1 月 3 日起间断诉左下肢疼痛，为中度疼痛，NRS 评分为 4 分，平均间隔 4～5 小时发作一次，口服氨酚羟考酮 5 mg，1 小时后 NRS 评分可降至 2 分，予长效盐酸羟考酮缓释片 10 mg，每 12 小时 1 次口服，并予氨酚羟考酮 5 mg，每 6 小时 1 次，联合控制爆发痛，动态评估患者疼痛情况。1 月 4 日因患者 24 小时疼痛控制稳定，遂转换成等效 24 小时所需口服羟考酮总量 40 mg 维持治疗，即为盐酸羟考酮缓释片 20 mg，每 12 小时 1 次口服，并予长效加用乳果糖通便。1 月 20 日患者于凌晨 00：30 诉左下肢疼痛，呈中度疼痛，NRS 评分为 4 分，给予氨酚羟考酮 5 mg 口服，1 小时后 NRS 评分降至 2 分；夜间再次诉左下肢疼痛，NRS 评分为 5 分，予氨酚羟考酮 5 mg 口服，1 小时 NRS 评分降至 0 分。1 月 21 日将前一日 24 小时羟考酮总量等效剂量 50 mg 每日 1 次转换

为长效盐酸羟考酮缓释片早 20 mg，晚 30 mg，每 12 小时口服
1 次，监测患者无头晕、嗜睡，无恶心、呕吐、便秘，血压、
心率、呼吸正常。1 月 22 日再次出现爆发痛，分别予氨酚羟考
酮 5 mg 口服，1 小时 NRS 评分降至 0 分。1 月 23 日开始调整
止痛药为盐酸羟考酮缓释片 30 mg，每 12 小时 1 次口服止痛，
患者疼痛控制平稳，NRS 评分为 2 分，无恶心、呕吐、头晕、
便秘等药物不良反应，监测血压、心率、呼吸正常。之后连续
1 周患者 NRS 评分 0 ～ 2 分，生活质量改善。

病例分析

　　疼痛会给癌症患者造成极大的身心痛苦，因此疼痛治疗是
癌症综合治疗中不可或缺的重要组成部分。疼痛是"与组织损
伤或潜在组织损伤相关联的、不愉快的感觉和情绪体验"，被
认为是继心率、血压、脉搏、呼吸之外的第五大生命指征。慢
性疼痛不仅是症状，也是一种疾病。长期的疼痛刺激可引起中
枢神经系统的病理性重构，导致疼痛疾病的进展和愈加难以控
制。及早控制疼痛，可以避免或延缓这一过程的发展。

　　癌性疼痛应当采用综合治疗的原则，根据患者的病情和身
体状况，快速、有效地消除疼痛，预防和控制药物的不良反
应，降低疼痛及治疗带来的心理负担，争取使患者的疼痛得到
有效缓解，同时保持患者的功能和舒适度。

　　镇痛药物治疗：根据世界卫生组织（WHO）"癌痛三阶梯
镇痛治疗"指南，使用镇痛药物治疗的五项基本原则如下。
①口服给药为首选给药途径。②按阶梯用药。A. 轻度疼痛：

NRS ≤ 3 分，可选用非甾体抗炎药物（NSAIDs），如果存在使用非甾体抗炎药物的禁忌证，也可考虑使用小剂量阿片类药物。B.中度疼痛：3 < NRS < 7 分，可使用弱阿片药物，也可使用小剂量强阿片类药物。C.重度疼痛：NRS ≥ 7 分，可选用强阿片类药物，并可联合使用非甾体抗炎药物。③按时用药。④个体化给药，制定个体化用药方案。⑤注意具体细节：要密切观察其疼痛缓解程度和机体反应情况，注意药物联合应用的相互作用，并及时采取必要措施以尽可能减少药物的不良反应，提高患者的生活质量。

📋 病例点评

本例患者为肝癌晚期，疼痛是影响其生活质量的主要因素。医务人员应对患者疼痛进行全面细致的评估，以缓释阿片药物作为基础用药，在滴定和出现爆发痛时，可给予即释阿片类药物联合使用对乙酰氨基酚处理，对阿片类药物剂量滴定，24 小时后即可转换为等效剂量的口服缓释阿片类药物。

（顾　娜）

参考文献

[1] 北京市疼痛治疗质量控制和改进中心癌痛专家组.北京市癌症疼痛管理规范（2017 年版）[J].中国疼痛医学杂志，2017，23（12）：881-889.

[2] 成沛玉，邹惠美，邱琼，等.癌性疼痛规范管理的现状与展望[J].中国医学创新，2016，13（8）：142-144.

[3] 朱红梅，陈浩飞，程祝强，等.难治性癌痛专家共识（CRPC，2017 年版）解读（二）：癌性内脏痛[J].实用疼痛学杂志，2018，14（1）：5-8.

笔记

病例 24 原发性肝癌口服靶向药物联合 PD-1 治疗

病历摘要

【基本信息】

患者，男，64 岁，主因"HBsAg 阳性 20 年余，发现肝内占位 3 月余"入院。患者于 20 年前体检时发现 HBsAg 阳性，肝功能正常，未诊治。3 个月前无明显诱因出现右上腹疼痛，位置固定，于当地医院就诊，化验：HBsAg 阳性，HBeAg 阳性，HBcAb 阳性，HBV-DNA 定量 3.2×10^4 IU/mL，肝功能不详，超声提示肝内占位性病变，后行腹部 CT 示肝癌。诊断为原发性肝癌；肝炎肝硬化，乙型。予替诺福韦口服抗病毒治疗，同时予中药汤剂口服治疗 1 个月疗效欠佳，于 2018 年 8 月出现食欲缺乏，进食量明显减少，于 2018 年 9 月再次就诊当地医院，诊断为原发性肝癌，予仑伐替尼及 PD-1 输入治疗，患者病情仍无明显好转，出现皮肤黄染、腹胀，今为进一步诊治入院。

既往史：7 年前行腹腔镜胆囊切除术。否认其他病史。饮酒史 30 年，主要饮白酒，每天 150 g，已戒酒 3 个月。

【体格检查】

神志清楚，精神弱，面色晦暗，皮肤、巩膜中度黄染，心肺查体未见明显异常，腹部饱满，压痛阳性，反跳痛阳性，肝脾肋下未触及，移动性浊音阳性，双下肢无水肿。

【辅助检查】

实验室化验：血常规示 WBC 14.13×10⁹/L，Hb 135 g/L，PLT 250×10⁹/L。凝血项：PT 21.4秒，PTA 39%。肝功能：ALT 84.7 U/L，AST 183.8 U/L，TBIL 69.4 μmol/L，DBIL 52.6 μmol/L，ALB 22 g/L，K^+ 3.33 mmol/L，Na^+ 123.5 mmol/L，Cl^- 92.9 mmol/L，NH_3 21 μmol/L。肿瘤标志物：AFP 450.3 ng/mL，铁蛋白＞20 000 ng/mL。乙型肝炎五项：HBsAg 阳性，HBeAg 阳性，抗 -HBc 阳性。HBV-DNA 定量：＜ 100 IU/mL。

腹部增强 CT（2018-9-20）：①肝癌，肝内转移，伴门脉癌栓（肝表面欠光整，各叶比例失调，肝裂增宽，肝周围可见少量腹腔积液。肝右叶可见巨大混杂密度肿块，边界欠清楚，大小约为 155 mm×102 mm，病灶密度欠均匀。增强动脉期显著强化，病灶内可见穿行的动脉，静脉及延迟期密度不均减低；门脉左右支及肝右静脉内可见充盈缺损，动脉期边缘可见强化。②肝硬化，脾大，侧支循环形成，门脉海绵样变，左侧胸腔积液，腹腔积液，盆腔积液。③胆囊切除术后。④右侧肾囊肿。

上腹部增强 MRI（2018-10-23）：①肝癌，肝内转移，伴门脉癌栓（肝表面欠光整，各叶比例失调，肝裂增宽，肝周围可见少量腹腔积液。肝右叶可见巨大混杂信号肿块，边界欠清楚，大小约为 155 mm×102 mm，病灶以 T_1 低 T_2 高信号为主，局部可见 T_1 高 T_2 等高信号影，动脉期显著不均匀强化，病灶内可见穿行的动脉，静脉及延迟期信号不均减低，其余肝内可见多发结节样强化灶，静脉及延迟期信号不均减低，门脉左右支及肝右静脉内可见充盈缺损，动脉期边缘可见强化。②肝硬化，脾大，侧支循环形成，门脉海绵样变，左侧胸腔积液，腹腔积液，盆腔积液，胆囊未显示。③右侧肾囊肿。

电子胃镜：食管静脉轻度曲张，门脉高压性胃病。

【诊断及鉴别诊断】

诊断：原发性肝癌Ⅳ期，肝内转移，门脉癌栓；肝炎肝硬化，失代偿期，乙型，腹腔积液；胸腔积液（左侧）；腹腔感染；食管静脉曲张，中度；门脉高压性胃病；门脉海绵样变；酒精性肝病；腹腔镜胆囊切除术后。

肝炎肝硬化、失代偿期、乙型诊断依据：①患者慢性病程，HBsAg 持续阳性；②查体见皮肤、巩膜重度黄染，移动性浊音阳性；③实验室化验示肝功能异常，胆红素升高，血清白蛋白及 PTA 明显下降；④腹部 CT 示肝硬化，脾大，侧支循环形成，门脉海绵样变，左侧胸腔积液，腹腔积液，盆腔积液；⑤电子胃镜示食管静脉轻度曲张，门脉高压性胃病。

原发性肝癌诊断依据：①乙型肝炎肝硬化基础；②肿瘤标志物 AFP 明显升高；③腹部增强 CT 示肝癌（直径大于 2 cm），肝内转移，伴门脉癌栓。

鉴别诊断：①肝转移癌，是远离原发癌部位在肝脏产生位移状态的癌。体内可见原发肿瘤病灶。②肝血管瘤，为肝脏良性肿瘤，大多没有明显症状和体征。女性患者患病率较高，一般进展慢，AFP 正常，通过影像学检查可明确诊断。③肝囊肿，为肝脏良性肿瘤，大多没有明显症状和体征。腹部超声检查可见囊性改变，边界清楚（图 24-1、图 24-2）。

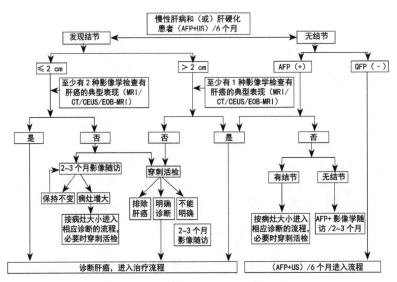

图 24-1　肝癌临床诊断标准及路线

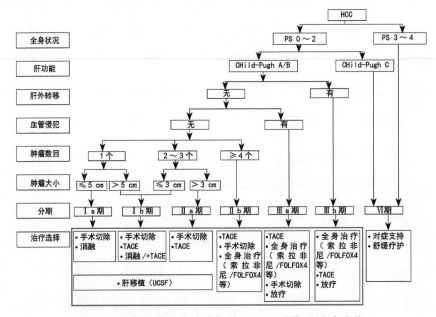

图 24-2　原发性肝癌诊疗规范 2017：分期及治疗路线

【治疗】

治疗原则：①针对病因进行治疗，针对乙型肝炎肝硬化，继续口服替诺福韦抗病毒治疗。②改善肝脏功能，予复方甘草酸苷、还原型谷胱甘肽、多烯磷脂酰胆碱等保肝治疗。胆汁淤积予腺苷蛋氨酸治疗。③针对肝癌予继续口服靶向药物仑伐替尼治疗。④针对并发症治疗，腹腔积液予补充人血白蛋白利尿治疗；腹腔感染予拉氧头孢抗感染治疗；食管静脉曲张，嘱患者进软食，禁食刺激性食物。

随访：患者经治疗半年后复查，无明显不适症状。食欲可。查体：皮肤、巩膜无明显黄染，移动性浊音阴性。实验室检查示血常规：WBC 6.12×10^9/L，Hb 121 g/L，PLT 75×10^9/L。凝血项：PT 13 秒，PTA78%。肝功能：ALT 50.8 U/L，AST 68.1 U/L，TBIL 24.6 μmol/L，DBIL 11.4 μmol/L，ALB 35 g/L。肿瘤标志物：AFP 7.31 ng/mL，铁蛋白 608.3 ng/mL。乙型肝炎五项：HBsAg 阳性，HBeAg 阳性，HBcAb 阳性。HBV-DNA 定量：< 10 IU/mL。上腹部增强 MRI（2019-4-13）：①肝癌，肝内转移，伴门脉癌栓（肝表面欠光整，各叶比例失调，肝裂增宽，肝周围可见少量腹腔积液。肝右叶可见混杂信号肿块，边界欠清楚，大小约为 92 mm × 72 mm，病灶以 T_1 低信号 T_2 高信号为主，较前变小，局部可见 T_1 高信号 T_2 等高信号影，动脉期显著不均匀强化，病灶内可见穿行的动脉，静脉及延迟期信号不均减低，其余肝内可见多发结节样强化灶，静脉及延迟期信号减低，部分病灶较前缩小，门脉左右支及肝右静脉内可见充盈缺损，动脉期边缘可见强化。②肝硬化，脾大，侧支循环形成，门脉海绵样变，左侧胸腔积液，腹腔积液。③胆囊切除术后。④右侧肾囊肿。该患者经治疗肝功能好转，HBV-DNA 阴转，AFP 下降，肿瘤明显缩小。

病例分析

肝癌是居我国第四位的常见恶性肿瘤及第二位的肿瘤致死病因，我国肝癌每年新发病例约 46 万，死亡约 42 万。WHO 发布的《世界癌症报告》指出：中国新增肝癌病例数约占全球新增病例数的一半以上；肝细胞癌是肝癌中发病率最高的类型，占 70% ～ 90%。乙型肝炎是导致亚洲人群患 HCC 最主要的危险因素。肝硬化是 HCC 发生的关键危险因素，HCC 患者中肝硬化的患病率为 85% ～ 95%，肝硬化患者中 HCC 年发生率为 2% ～ 4%。肝区疼痛、乏力、消化道症状、消瘦是 HCC 最具有特征性的临床症状。部分患者可出现发热：一般为低热，偶达 39℃以上，呈持续性或午后低热或弛张型高热；同时还有患者出现伴癌综合征，有时可伴有低血糖、红细胞增多症等。对肝癌高危人群（乙型肝炎病毒 / 丙型肝炎病毒感染、长期酗酒、非酒精脂肪性肝炎、食用被黄曲霉毒素污染食物、各种原因引起的肝硬化、肝癌家族史、年龄 40 岁以上）的筛查，是提高肝癌疗效的关键。血清 AFP 和肝脏超声检查是早期筛查的主要手段，建议高危人群至少每 6 个月进行 1 次检查。影像学检查如磁共振成像 / X 线计算机断层成像 / 实时超声造影技术 / 平扫 + 增强磁共振扫描、AFP 及病理学检查有助于原发性肝癌的诊断。目前肝癌的治疗包括：①手术治疗，包括手术切除肿瘤和肝移植术。②局部介入治疗，如射频消融、肝动脉导管化疗栓塞术、肝动脉灌注化疗等。③靶向药物治疗，目前已获批的药物有索拉非尼、仑伐替尼、瑞戈非尼（二线）等。对于没有禁忌证的晚期肝癌患者，全身治疗可以减轻肿瘤负荷，改善肿瘤相关症状，提高生活质量，延长生存时间。分子靶向药物中索拉非尼是最早批准应用于治疗晚期肝癌的分子靶向药物，2008 年 7 月 8 日被中国国家食品药品监督管理总局（SFDA）批准用于治疗无法手术或近处转移的肝癌治疗。索拉非尼是口服的多靶点、多激酶抑制剂，多靶点包括 CRaf，BRaf，MEK，ERK，VEGFR1 ～ 3，FGFR1 ～ 4，PDGFR-α，RET，c-KIT，JAK/STAT，双重作用机制抑制肿瘤血管生成：抑制血管内皮生长因子受体、血小板源性生长因子受体（platelet-derived growth factor receptor，PDGFR）和抑制肿瘤细胞增生，从而阻断 Raf/MEK/ERK 信号传导通路。两项大型国际多中心Ⅲ期临床试验均充分证明了索拉非尼对于不同国家地区、不同肝病背景的晚期肝癌都具有一定的生存获益（证据等级 1），应用时需注意对肝功能的影响。最常见的不良反应为腹泻、体重下降、手足综合征、皮疹、心肌缺血及高血压等（证据等级 1），一般发生在治疗开始后的 2 ～ 6 周内，可用于肝功能 Child A、B 级的患者（证据等级 1）。相对于肝功能 Child B 级、Child A 级患者生存获益更明显。2018 年仑伐替尼在美国和欧盟获批作为一线疗法治疗无法切除的肝细胞癌药物。仑伐替尼是一种多靶点受体酪氨酸激酶抑制剂（可抑制 VEGF 受体 1、2、3，FGF 受体 1、2、3、4，PDGFRα，RET 和 KIT），其Ⅲ期临床实验（REFLECT 研究）显示，仑伐替尼与索拉非尼相比在总生存期指标上达到了非劣效性标准，而与索拉非尼相比，仑伐替尼显示出更高的客观缓解率（24% *vs.* 9%）。仑伐替尼的总生存期不劣于索拉非尼，但在总生存期上并没有优势；在无进展生存期，进展时间和客观缓解率上都要优于索拉非尼。仑伐替尼的策略：亚组数据证实中国患者生存获益更大。安全性方

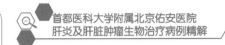
面，在仑伐替尼组中观察到的最常见不良事件包括高血压、腹泻、食欲缺乏、体重减轻和疲劳。

PD-1 抗体是一类能调动机体免疫系统攻击肿瘤细胞的新型抗肿瘤药物，最初的两种药物（帕博利珠单抗和纳武利尤单抗）于 2014 年在美国上市，在我国于 2018 年上市。在美国临床肿瘤学会年会上，帕博利珠单抗联合仑伐替尼治疗不可手术肝细胞癌 1b 期临床试验显示所有 30 例患者客观缓解率为 42.3%，疾病控制率为 100%，没有患者出现疾病进展。中位无进展生存期为 9.69 个月。同时也存在不良反应，常见的有高血压、腹泻、乏力、ALT/AST 升高。

病例点评

本病例"原发性肝癌Ⅳ期"诊断明确，已失去手术及微创治疗的机会，靶向药物联合免疫治疗给一部分患者带来治疗的希望。

（耿　楠）

参考文献

[1] CHEN W Q, ZHENG R S, BAADE P D, et al. Cancer statistics in China, 2015[J]. CA Cancre J Clin, 2016, 66（2）：115-132.

[2] EUGENE R. S, WILLIS C. M, MICHAEL F. S. 希夫肝脏病学 [M].11 版 . 王福生主译 . 北京：北京大学医学出版社，2015：899.

[3] 中华人民共和国国家卫生和计划生育委员会医政医管局 . 原发性肝癌诊疗规范（2017 年版）[J]. 临床肝胆病杂志，2017，33（8）：1419-1428.

[4] KUDO M, FINN R S, QIN S, et al. Lenvatinib versus sorafenib in first-line treatment of patients with unresectable hepatocellular carcinoma: a randomised phase 3 non-inferiority trial[J]. Lancet, 2018, 391（10126）：1163-1173.

病例 25 索拉非尼治疗过程中肾动脉狭窄

病历摘要

【基本信息】

患者，男，48岁，主因"肝病史 19 年，肝癌两年半，间断头晕、腿肿 2 个月"入院。

患者于 19 年前体检发现 HBV-M：HBsAg（＋），HBeAg（＋），HBcAb（＋），肝功能正常，未治疗。6 年前因"乏力、纳差"住我院，查肝功能正常、HBeAg（＋）、HBV-DNA105 copits/mL，AFP（－），B 超示肝硬化、腹腔积液，予恩替卡韦进行抗病毒治疗，同时予保肝、支持、利尿等对症处理，2 周后腹腔积液消退、1 个月后 HBV-DNA 低于 500 Copits/mL。之后每 3 个月复查肝功能正常、AFP（－），HBV-DNA 低于 500 Copits/mL，B 超及 CT 等影像学检查未发现肿瘤，病情稳定继续给予恩替卡韦进行抗病毒治疗。两年半前常规复查 B 超及 CT 均提示"肝右叶占位，肝癌可能性大；双侧肾脏正常"，行肝动脉造影栓塞术，临床诊断为肝癌。患者选择索拉非尼 400 mg，每日 2 次行抗肿瘤治疗，期间患者腹泻、足底部疼痛明显，将索拉非尼剂量调整至 300 mg，每日 2 次后上述症状有所缓解，之后每 3 个月复查血常规、肝功能、凝血项、AFP 等均正常，HBV-DNA ＜ 100 IU/mL，CT 未发现肿瘤复发。1 年前（服用 1 年半时）间断出现眼睑水肿，血压由基础 110/70 mmHg 上升至 130 ～ 140/85 ～ 90 mmHg，查尿常规（－），未处理。2 个

145

月前上述症状加重伴双下肢水肿、头晕,在当地医院查血压:
200～210/160～170 mmHg,予硝苯地平缓释片(30 mg,每
日2次)联合美托洛尔(10 mg,每日2次)治疗,血压控制
在160～170/100～110 mmHg,复查Cr 107 μmol/L,BUN
5.95 μmol/L,尿常规(-),肾脏B超提示右侧肾缩小、右侧肾
动脉重度狭窄接近闭塞;同时可见左侧肾内血流稀少,考虑有
左侧肾动脉狭窄。为进一步治疗收入院。

既往史:既往无高血压病史,否认高血压家族史,无冠
状动脉疾病或外周血管疾病。否认长期大量饮酒史,否认过
敏史。

【体格检查】

血压160/110 mmHg,心率96次/分,身体质量指数
21.8 kg/m²,双眼睑水肿,面色略白,巩膜无黄染,心肺检
查(-),腹平软,无压痛及反跳痛,肝肋下未触及,脾脏肋下
3 cm,质地中等,无触痛,腹水征(-),双下肢轻度可凹性水肿。

【辅助检查】

血常规、肝功能、凝血功能、AFP均正常(2015-1-13),
BUN 7.37 mmol/L(正常2.9～8.2),Cr 95.3 μmol/L(正常59～
104),GFR 74.2 mL/min(正常＞90),HBsAg 270.1 IU/mL,
HBeAg 6.47 COI,HBcAb 0.003 COI,HBV-DNA 2.89×
10¹ IU/mL(正常＜20);尿 α_2- 微球蛋白0.51 mg/L(正常＜
0.2);肾脏血管超声及CT均示双侧肾动脉狭窄;双侧肾脏缩
小,右侧肾较左侧肾更明显。

【诊断及诊断依据】

诊断:双侧肾动脉狭窄;继发性高血压,3级,极高危组;

原发性肝癌；肝炎肝硬化，活动期，乙型。

诊断依据：①既往无高血压病史，无冠状动脉疾病或外周血管疾病史，无吸烟或酗酒史，无高血压家族史。治疗前血压正常（110/70 mmHg）、肾功能及肾脏大小均正常。在治疗过程中出现不能控制的高血压，最高达 200～210/160～170 mmHg，同时伴有双眼睑水肿、双下肢水肿、肾功能的减退（GFR 由基线的 90.3 mL/min 下降到 65.8 mL/min）。B 超及 CT 等影像学检查均提示双侧肾脏萎缩、肾动脉狭窄。综合上述病史、查体及实验室检查诊断明确是肾动脉狭窄所致的继发性高血压。②既往有慢性肝病史，影像学检查可协助诊断原发性肝癌。③患者慢性乙型肝炎病史长，反复检查提示 HBsAg、HBV-DNA 载量均为阳性，腹部超声、CT 均提示肝硬化，并且自此基础上进展为肝癌，故目前肝炎肝硬化诊断明确。

【治疗】

停用索拉非尼，并行双侧肾动脉支架成形术。术后血压平稳下降，1 周后在服用降压药的同时血压维持在 130～140/90～95 mmHg，硝苯地平逐渐减量并停用美托洛尔，2 周后血压趋于平稳，停用降压药。复查肝功能正常，肾功能好转：BUN 6.43 mmol/L，Cr 79.6 μmol/L，GFR 89.6 mL/min，尿 α_2- 微球蛋白＜ 0.2；B 超示双侧肾脏血流通畅，双侧肾动脉腔内见金属支架影；3 个月后随诊血压正常，肝功能正常，HBV-DNA ＜ 20 IU/mL，GFR ＞ 90 mL/（min•1.73 m²），CT 检查未发现肿瘤复发；左侧肾正常，右侧肾较左侧肾略缩小。之后每 3 个月动态监测血生化、肿瘤标志物、CT 等均未发现肿瘤复发。

病例分析

本病例患者为中年男性，应用索拉非尼抑制肿瘤效果好，未发现复发灶及新发病灶。治疗前患者血压正常（110/70 mmHg）、肾功能及肾脏大小均正常，在治疗过程中出现不能控制的高血压，最高达 200 ~ 210/160 ~ 170 mmHg，同时伴有双眼睑水肿、双下肢水肿、肾功能减退（GFR 由基线的 90.3 mL/min 下降到 65.8 mL/min）。肾动脉狭窄是继发性高血压最常见的病因，因此我们做了 B 超及 CT 等影像学检查，结果均提示双侧肾脏萎缩、肾动脉狭窄。综合上述病史、查体及实验室检查诊断明确是肾动脉狭窄所致的继发性高血压，而引起肾动脉狭窄的原因可能与应用索拉非尼有关。从本例患者的诊断、治疗过程中我们体会到：①在索拉非尼治疗前要常规进行肾脏功能检查（包括 GFR、尿常规等）及肾脏影像学的检查（如 B 超、CT 等）；②在索拉非尼应用过程中应密切注意血压升高等不良反应，尤其对一些常规降压药不能控制的高血压要定期进行肾脏血流图、肾功能及肾脏影像学的检查，排除是否有肾动脉狭窄的可能。

索拉非尼引起肾动脉狭窄的机制目前不明确，最常见的病因可能是肾脏血管动脉粥样硬化，纤维肌发育不良是肾动脉狭窄的第二个最常见的原因，而且常见于年轻女性。肾动脉原位血栓形成是肾动脉狭窄的罕见病因，动脉血栓形成的分子机制尚不明确，可能与抑制 VEGF 有关。我们知道，索拉非尼是通过阻断 VEGF 通路和 PDGF 通路等靶点抑制肿瘤快速生长的新生血管而发挥抗肿瘤作用，但 VEGF 和 PDGF 等受体信号通路也是维持人体血管内皮细胞存活和功能的重要因子，因此抑制 VEGF 的信号通路就可能降低了内皮细胞的再生，引起血管壁缺损，暴露内皮下促凝磷脂，导致动脉血栓的形成。

病例点评

此患者患基础病肝硬化、肝癌，在治疗过程中出现高血压，临床上容易考虑原发性的高血压，或是药物的不良反应（索拉非尼可能会导致高血压），但仍需进一步完善检查除外继发性高血压的可能，尤其是难以控制的高血压，避免先入为主，造成漏诊、误诊。

（何智敏）

参考文献

[1] CHU D，LACOUTURE M E，FILLOS T，et al. Risk of hand-foot skin reaction with sorafenib: a systematic review and meta-analysis[J]. Acta Oncol，2008，47（2）：176-186.

[2] GROSSMAN A，MESSERLI F H，GROSSMAN E. Drug induced hypertension An unappreciated cause of secondary hypertension[J]. Eur J Pharmacol，2015，763（Pt A）：15-22.

[3] CERVELLO M，MCCUBREY J A，CUSIMANO A，et al. Targeted therapy for hepatocellular carcinoma: novel agents on the horizon[J]. Oncotarget，2012，3（3）：236-260.

[4] CHAPPELL W H，STEELMAN L S，LONG J M，et al. Ras/Raf/MEK/ERK and PI3K/PTEN/Akt/mTOR inhibitors: rationale and importance to inhibiting these pathways in human health Oncotarget[J]. Oncotarget，2011，2（3）：135-164.

病例 26　乙型肝炎肝癌综合治疗

📋 病历摘要

【基本信息】

患者，男，34 岁，主因"肝区隐痛 20 天"收入院。患者于入院前 20 天无诱因自觉肝区隐痛不适，呈持续性，无放射、发热、恶心、呕吐等不适，于当地医院行超声检查提示：肝内多发占位，肝癌？进一步行腹部增强 CT 提示：肝内多发实性占位，肝癌可能。化验乙型肝炎五项：HBsAg、HBeAb 和 HBcAb 阳性，肝功能轻度异常，AFP > 100 000 ng/mL，诊断"原发性肝癌，乙型"，行肝动脉导管介入治疗一次，术后恢复可，为进一步治疗入院。

既往史：既往体健。否认乙型肝炎家族史和肿瘤家族史。否认手术、外伤史。否认过敏史。

【体格检查】

体温 36.5 ℃，血压 125/75 mmHg，心率 78 次 / 分，呼吸 19 次 / 分，神志清，精神可，肝掌（+），蜘蛛痣（-），心律齐，心音有力，未闻及杂音，双肺呼吸音清，未闻及干、湿性啰音，腹平软，无压痛及反跳痛，肝、脾肋下未触及，肝区叩击痛（+），移动性浊音阴性，双下肢无水肿，扑翼征和踝阵挛（-）。

【辅助检查】

入院后化验血常规：WBC 6.62 × 10⁹/L，Hb 131 g/L，PLT

167×10^9/L。尿常规：黄色，比重 1.015，酸碱度 6.5，尿胆原（－）。便常规：黄色软便，OB（－）。肝功能＋生化：ALT 35.7 U/L，AST 25.1 U/L，TBIL 13.8 μmol/L，D/T 0.45，ALB 42.8 g/L，GGT 78.3 U/L，ALP 87.9 U/L，CHE 6308 U/L，BUN 5.35 mmol/L，CRE 55.6 μmol/L。凝血项：PT 12.6 秒，PTA 100%。病毒标志物：HAV-IgM（－），乙型肝炎五项：HBsAg、HBeAg 和 HBcAb（＋），HCV-Ab（－），HDV-Ab（－），抗 HEV-IgM（－），抗 CMV-IgM（－），抗 EBV-IgM（－），HBV-DNA 2.23×10^2 IU/mL；抗 HBc-IgM（－）。肿瘤标志物：AFP > 121 000 ng/mL，CA199 26 U/mL。

胸部增强 CT：左下胸膜增厚。电子胃镜：慢性非萎缩性胃炎。腹部增强 MRI：原发性肝癌伴肝内转移可能。

【诊断及诊断依据】

诊断：原发性肝癌，肝内转移；第一次肝动脉导管介入术后；病毒性肝炎乙型，慢性，轻度；慢性非萎缩性胃炎。

诊断依据：患者为青年男性，此次亚急性起病，以肝区隐痛为主，化验 AFP 明显升高，超声提示肝内多发占位，进一步行腹部增强影像学检查可见病灶呈典型的"快进快出"表现，支持原发性肝癌诊断；同时患者否认既往慢性乙型肝炎病史，发病后化验乙型肝炎病毒标志物阳性，病毒定量阳性，抗 HBc-IgM 阴性，查体肝掌阳性，因此考虑为慢性乙型肝炎病毒感染，目前肝功能正常，合成、储备功能正常，影像无肝硬化表现，考虑处于慢性肝炎阶段。

【治疗】

予以保肝及恩替卡韦（博路定）0.5 mg，每日 1 次抗病毒

治疗；并予索拉非尼 0.4 g，每日 2 次靶向治疗。介入科会诊，
建议行肝动脉导管介入治疗。先后于 2018 年 9 月 11 日和 10
月 25 日行 2 次肝动脉导管化疗栓塞治疗，复查 AFP 逐渐下降，
但腹部增强核磁提示肝右叶后段病灶轻度强化，病灶较前稍增
大（图 26-1）。在介入治疗和索拉非尼治疗基础上，自 2018 年
11 月开始应用派姆单抗 100 mg，每 3 周 1 次联合治疗，2 次
PD-1 后复查 AFP 进行性下降，核磁检查提示肿瘤病灶强化不
明显，病灶明显缩小（图 26-2、图 26-3）；但 3 次 PD-1 治疗
后复查 AFP 由 8704 ng/mL 反弹至 11 912 ng/mL，腹部核磁病
灶继续缩小，但胸部 CT 提示可见 5 mm 转移灶（图 26-4）。
综合上述治疗方法，患者肝脏肿瘤得到一定控制，但出现肝
外转移，患者于 2019 年 1 月 21 日行第 4 次介入治疗，并配
合 iNKT 细胞免疫治疗，1 个疗程后复查 AFP 进行性下降至
7637 ng/mL，肺部病灶较前无变化（图 26-5、图 26-6）。治疗
期间 AFP 变化情况如图 26-7 所示。

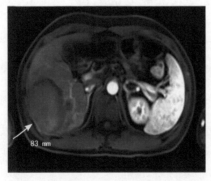

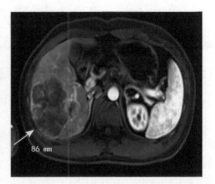

图 26-1　第 1 次 TACE
　　术后肝癌表现

图 26-2　第 2 次 TACE+ 索拉非
　　尼后肝癌表现

笔记

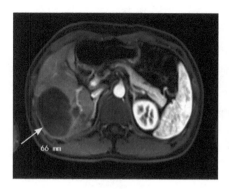

图 26-3　第 3 次 TACE+ 索拉
非尼 +2 次 PD-1 后肝癌表现

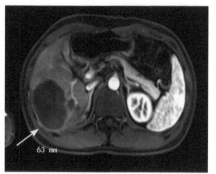

图 26-4　3 次 PD-1 后
肝癌表现

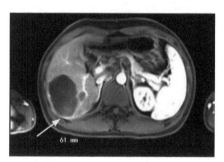

图 26-5　第 4 次 TACE+ 索拉非尼 +
细胞治疗后肝癌表现

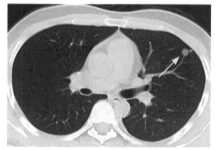

图 26-6　3 次 PD-1 后胸部增强
CT 可见肺转移灶

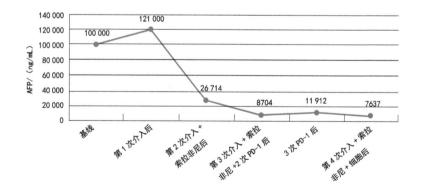

图 26-7　AFP 随治疗变化情况

病例分析

1. 肝脏占位性病变的鉴别诊断

（1）原发性肝癌：多见于慢性肝炎患者，其中我国以乙型肝炎病毒感染为主，起病隐匿，早期缺乏特异性临床表现，当出现腹痛、腹胀等临床表现时，多已进入中晚期，化验 AFP 明显升高，超声检查可见肝内实性占位，其内可见血流信号；平扫 CT 或核磁可见肝内低密度 / 低信号结节，增强扫描后病灶明显强化，静脉期病灶的密度 / 信号迅速降低，呈现"快进快出"的特点；病理检查是诊断原发性肝癌的"金标准"，可进一步明确细胞类型及分化程度，并可进行某些抗体检测，为治疗提供依据。

（2）继发性肝癌：为原发于胃肠道、呼吸道、泌尿生殖道、乳房等处的癌灶通过血流转移至肝脏，与原发性肝癌相比较，一般症状较轻，发展缓慢，AFP 一般为阴性，超声检查多表现为不均匀中、低回声；CT 平扫一般表现为低密度，边界欠清晰，增强扫描为乏血供特点，强化不明显，典型者呈"牛眼征"；核磁平扫 T_1WI 表现为稍低信号，T_2WI 表现为稍高信号，增强扫描同样表现出乏血供特点，肝动脉造影检查，病灶染色不明显。确诊证据在于找到肝外原发癌的证据。

（3）肝血管瘤：是肝脏最常见的良性肿瘤，患者多无明显临床症状；化验肿瘤标志物基本正常，超声检查多表现为不均匀强回声；CT 平扫一般表现为边界清晰的低密度，增强扫描多表现为"慢进慢出"、向心性强化及延迟强化的特点；核磁检查平扫多表现为长 T_1 长 T_2 信号，尤以 T_2WI 上表现为"高灯征"为特点，增强扫描表现为"慢进慢出"的强化特点，肝动脉造影表现为病灶边缘强化、"树上挂果征"等特点。

（4）肝囊肿：肝囊肿为肝脏先天性病变，患者多无自觉症状，超声检查一般表现为均匀的无回声，边界清晰；腹部 CT 平扫呈囊性低密度灶，增强扫描无强化；腹部核磁平扫表现为更明显的长 T_1 长 T_2 信号，增强扫描无强化。

2. 肝脏的综合治疗

原发性肝癌的治疗总原则是：通过有效的治疗方法，延长患者生存时间，提高生活质量。由于原发性肝癌起病隐匿，早期缺乏典型临床症状，当出现明显不适症状时，70% 以上患者已经进入中晚期，错过最佳治疗时期。即使 10% ～ 15% 患者能够早期诊断并接受手术，其术后 5 年复发率也高达 40% ～ 70% 不等。因此，肝癌早期诊断率低、复发转移率高、疾病进展快、生存期短成为当前肝癌临床治疗的瓶颈。具体治疗方法如下。

（1）局部治疗：包括手术切除、消融治疗、肝动脉导管化疗栓塞术、放射治疗等。

手术切除可以彻底去除肿瘤病灶，是早期肝癌治疗的首选，但对患者肝功能基础、肿瘤病灶及血管情况的要求较为严格，加之大部分患者发现时即为中晚期，丧失了手术治疗机会，而且术后肝癌复发率高。

消融治疗是借助影像技术的引导对肿瘤靶向定位，局部采用物理或化学的方法直接杀灭肿瘤组织的一类治疗手段。消融治疗主要包括射频消融、微波消融、冷冻治疗等，适用于单个肿瘤直径≤ 5 cm；或肿瘤结节不超过 3 个、最大肿瘤直径≤ 3 cm；无血管、胆管和邻近器官侵犯及远处转移，肝功能分级为 Child-Pugh A 级或 B 级的肝癌患者可获得根治性的治疗效果。尤其对于< 3 cm 的肿瘤，其完全坏死率可达 90% 以上。

肝动脉导管化疗栓塞术是公认的肝癌非手术治疗中最常用的方法之一，由于肝细胞癌从肝动脉获得 100% 血液供应，因此特异性地栓塞靶向为肝癌病灶提供血液供应的肝动脉，造成肿瘤快速缺氧坏死；而健康的肝细胞从门静脉获得血供，因此不会受到损伤。相较于全身化疗，通过导管注射化疗药物，可使局部药物浓度高达 200 ～ 400 倍。

放射治疗主要是立体定向放疗，对小肝癌可以作为根治性治疗方法，而对于中晚期肝癌，大多属于姑息性治疗方法，可用于肝门区肿瘤、骨转移、肾上腺转移、腹腔转移等。近年来放射性粒子植入逐渐兴起，在肿瘤组织内或受肿瘤侵犯的管腔（门静脉、下腔静脉或胆道）植入放射性粒子，可持续产生 γ 射线或 β 射线，最大限度地杀伤肿瘤细胞。

（2）全身治疗：包括分子靶向药物治疗和免疫治疗。

分子靶向药物，包括一线药物索拉非尼、仑伐替尼和二线药物瑞戈非尼。索拉非尼是多靶点、多激酶抑制剂，可以抑制肿瘤血管生成和肿瘤细胞增生。多项研究结果显示，索拉非尼可以延缓肿瘤进展，延长晚期肝癌的生存期，因此自 2007 年以来，索拉非尼被获批用于一线治疗无法手术或远处转移到肝癌细胞患者；仑伐替尼是多靶点、小分子酪氨酸激酶抑制剂，相对于索拉非尼，不良反应相对较少，但对乙型肝炎相关肝细胞癌，具有生存获益优势，目前也作为一线药物选择。瑞戈非尼也是多靶点、多激酶抑制剂，具有抑制肿瘤血管生成和细胞增生、抗肿瘤转移、抗免疫抑制的作用，但因其客观有效率低，因此作为二线药物选择。

免疫治疗，如 PD-1 称作程序性死亡受体 1，是一种重要的免疫抑制分子，通过激活人体自身的免疫系统，发现并攻击癌细胞，实现治疗肿瘤的目的，目前作为肝癌的二线治疗药物。

（3）综合治疗：原发性肝癌的治疗强调早期治疗和综合治疗，早期正确治疗甚至可以达到根治的希望，综合治疗包括不同治疗方法的联合和序贯应用，也包括一类治疗方法的不同药物的联合与序贯应用。传统治疗方法主要包括外科手术切除、肝移植、动脉栓塞、消融等局部治疗，随着近几年生物治疗技术的兴起，免疫治疗、分子靶向治疗、基因治疗、抗体治疗、微波热疗等技术逐渐被接受并广泛使用，既提高了原经典治疗的效果，延缓肿瘤复发或新发，也为终末期肝癌无法接受经典治疗及转移的患者提供更多的选择方法，使肿瘤得到一定程度的控制，延长生存时间。因此，越来越多的临床学者认为肿瘤治疗应该趋向于经典治疗联合生物治疗的多学科诊疗团队模式（MDT），彼此产生协同作用，最大幅度地控制肿瘤，降低肝癌复发率或转移率，提高总体生存率。

病例点评

原发性肝癌是居我国第四位的常见恶性肿瘤及第二位的肿瘤致死病因，5 年生存率仅为 13%。由于其起病较为隐匿，早

157

期诊断率低，确诊时多已至中晚期，错过最佳治疗时期。肝癌传统单一治疗总体有效率低，无法解决术后复发、新发和转移问题。近几年生物治疗技术逐渐被接受并广泛使用，综合治疗逐渐成为主要模式——不同治疗方法间的联合与序贯及不同药物之间的联合与序贯，从而改变单科治疗的局限性，针对患者选择科学、合理的个体化治疗方案，本例患者通过综合治疗、局部治疗和联合生物治疗获得临床疗效。

（王金环）

参考文献

[1] 中华人民共和国卫生和计划生育委员会医政医管局. 原发性肝癌诊疗规范（2017年版）[J]. 中华肝脏病杂志，2017，25（12）：886-895.

[2] 万赤丹，王国斌. 原发性肝癌治疗进展 [J]. 腹部外科，2019，32（1）：1-6，22.

[3] 中国临床肿瘤学会指南工作委员会. 中国临床肿瘤学会 - 原发性肝癌诊疗指南（2018，V1）[M]. 北京：人民卫生出版社，2018：24-84.

病例 27　消化道腺癌化疗

病历摘要

【基本信息】

患者，男，41 岁，主因"乙型肝炎病史 20 年，食欲缺乏 2 个月余"收入院。20 年前体检发现 HBsAg、HBeAg 和 HBcAb 阳性，肝功能正常，无不适，未诊治和复查。15 年前无诱因出现乏力，化验乙型肝炎标志物同前，肝功能明显异常，病毒阳性（具体不详），应用干扰素抗病毒治疗 1 年余，后自行停药。1 年前复查乙型肝炎五项同前，HBV-DNA 1.12E+6 IU/mL，服用恩替卡韦 0.5 mg，每日 1 次抗病毒治疗至今，未复查。2 个月前无诱因出现食欲缺乏，进食量减少至正常时的一半，无恶心、呕吐、腹痛等不适，化验肝功能基本正常，AFP 19.6 ng/mL。于当地医院行胃镜检查：慢性浅表性胃炎。电子肠镜检查：未见异常。腹部 CT 检查：肝右叶下段可见 1.0 cm 占位，增强扫描强化不明显，腹腔和腹膜后多发淋巴结肿大，行肝动脉造影及诊断性栓塞术，后行腹腔淋巴结穿刺活检，病理提示低分化癌，考虑为肝内胆管癌，进一步行 PET-CT 检查提示纵隔内、心包、左侧胸膜区及腹腔、腹膜后、盆腔多发高代谢淋巴结，考虑为转移所致。

既往史：体健，偶尔少量饮酒；父亲因胃癌去世；母亲因白血病去世；一弟弟为乙型肝炎患者；否认过敏史。

【体格检查】

体温 36.6 ℃，血压 119/75 mmHg，心率 84 次 / 分，呼吸 20 次 / 分，神志清，精神可，肝掌（＋），蜘蛛痣（－），全身浅表淋巴结未触及肿大，皮肤、巩膜无黄染，双肺呼吸音清，未闻及干、湿性啰音，心律齐，未闻及杂音，腹平软，无压痛及反跳痛，肝、脾肋下未触及，移动性浊音阴性，双下肢无水肿。

【辅助检查】

入院后化验血常规：WBC 5.55×10^9/L，Hb 134 g/L，PLT 183×10^9/L。尿常规：淡黄色，比重 1.028，酸碱度 6.6，尿胆原（－）。便常规：黄色软便，OB（－）。肝功能＋生化：ALT 32.3 U/L，AST 28.2 U/L，TBIL 13.3 μmol/L，D/T 0.38，ALB 41.8 g/L，GGT 50.1 U/L，ALP 57.3 U/L，CHE 5469 U/L，BUN 5.26 mmol/L，CRE 61.3 μmol/L。凝血项：PT 13.1 秒，PTA 84%。乙型肝炎五项：HBsAg、HBeAg 和 HBcAb（＋），HCV-Ab（－），HDV-Ab（－），HBV-DNA 6.29×10^2 IU/mL。肿瘤标志物：AFP 47.09 ng/mL，CA199 378.4 U/mL。自身抗体（－）。

上腹部增强核磁：结合病史，肝右叶前下段恶性结节介入术后改变，腹腔、腹膜后、椎旁广泛肿大淋巴结，增强扫描可见不均匀强化，考虑为多发淋巴结转移；左侧肋骨结节，转移可能；肝脏多发灌注异常，动－门脉分流可能。MRCP：肝内外胆管未见明显扩张，肝右叶异常信号及腹腔多发淋巴结。胸部增强 CT：未见明显异常。因患者肝内病灶已行介入治疗，故将外院淋巴结病理切片送至外院会诊，某肿瘤医院病理科会诊：纤维组织中可见少许分化差的癌，结合免疫组化结果，支持消化系统源性低分化腺癌的诊断。另一肿瘤医院病理科会诊：纤维组织内见有浸润的低分化腺癌组织，结合免疫组化结果，提示为消化系统来源，请结合临床综合考虑。

【诊断及诊断依据】

诊断：消化系统低分化腺癌；肝内胆管癌；肝动脉导管介入术后；全身多发淋巴结转移；左侧肋骨转移可能；病毒性肝炎，乙型，慢性。

诊断依据：患者为中年男性，存在乙型肝炎家族史，既往发现慢性乙型肝炎 20 年，曾因肝功能异常，病毒复制活跃行抗病毒治疗。目前病毒定量明显降低，肝功能、血常规、凝血项基本正常，胃镜无静脉曲张表现，影像学检查无明显肝硬化表现，故考虑目前为慢性乙型肝炎；患者因食欲缺乏就诊，化验 CA199 明显升高，AFP 轻度升高，腹部 CT 可见肝内占位，腹腔及腹膜后淋巴结转移，PET-CT 可见全身多处摄取增高的肿大淋巴结，考虑为转移，结合多家医院病理切片会诊结果，考虑为消化道来源的低分化腺癌，具体定位为肝内胆管癌。

【治疗】

入院后给予保肝治疗，加用替诺福韦酯联合恩替卡韦抗病毒治疗；应用吉西他滨 1000 mg/m²（第 1 天）＋奥沙利铂 100 mg/m²（第 2 天）为 1 个疗程进行化疗，每 2 周重复 1 次，同时每 2 个疗程配合 1 次派姆单抗 100 mg 输注，期间给予抑酸、止吐、升血、营养支持等综合治疗。每个疗程化疗结束化验肿瘤标志物，每 2 个疗程化疗后进行影像学评价，影像学检查示腹腔及腹膜后部分淋巴结略缩小，肝内无复发及新发病灶，动态观察可见 AFP 进行性下降。治疗期间 CA199 及肿瘤病灶变化如图 27-1 至图 27-4 所示。

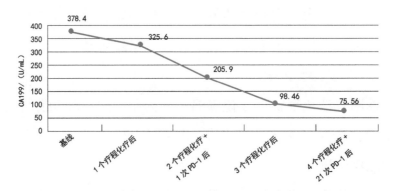

图 27-1　CA199 水平随治疗的动态变化

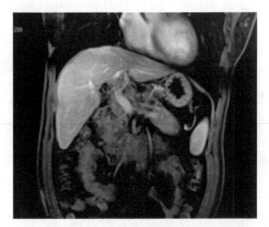

图 27-2　化疗前腹部增强 MRI

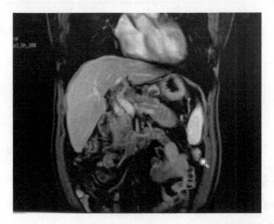

图 27-3　2 个疗程化疗 +1 次 PD-1 后腹部增强 MRI

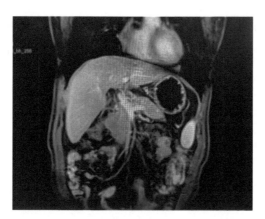

图 27-4　4 疗程化疗 +2 次 PD-1 后腹部增强 MRI

病例分析

　　此患者为中年男性，既往存在明确慢性乙型肝炎病史，1 年来坚持抗病毒治疗，病情稳定，此次隐匿起病，化验 AFP 轻度升高，影像学检查提示肝内占位，结合患者为中年男性，乙型肝炎基础，为肝癌高危人群，加之 AFP 升高，肝内占位性质首先考虑为原发性肝细胞癌，但进一步检查发现患者纵隔内、心包、左侧胸膜区及腹腔、腹膜后、盆腔多部位广泛淋巴结转移，同时伴随左侧肋骨转移，由此可以证实原发肿瘤分化程度低，恶性程度非常高，而此患者肝内病灶单一且小，这仿佛与常见的肝细胞癌不相符，典型肝细胞癌如果发生淋巴结、骨转移，肝内病灶多为弥漫型或巨块型，血管广泛受侵，进一步行淋巴结活检提示低分化腺癌，加之肿瘤标志物 CA199 明显升高，进一步围绕消化系统进行电子肠镜、胃镜以及腹部增强核磁、全身 PET-CT 等检查，均未发现明确病灶，因患者行穿刺活检及 PET-CT 检查前已行肝内病变栓塞治疗，因此，分

笔记

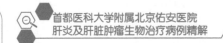
析肝内病灶为来源于胆管细胞的肝内胆管腺癌。由此可见，同为乙型肝炎病毒感染者，同为肝内发现占位，AFP 轻度升高，不能简单地判定为肝细胞癌，还需进一步完善病理检查明确诊断。

病例点评

结合此病例的病史、肿瘤标志物、影像及病理检查结果，支持肝内胆管细胞腺癌的诊断，因发病时即出现全身淋巴结广泛转移，因此肿瘤分期为Ⅳ期。相比较肝细胞癌，此类肿瘤发病率低，起病隐匿，早期容易发生转移，尤其以淋巴结转移最为常见，恶性程度更高，治疗复发率极高，预后极差。治疗以根治性手术切除为首选，其中切除原发病灶加广泛的淋巴结清扫为标准术式，但此病例已经合并广泛的淋巴结转移，丧失手术切除机会，尝试应用铂类＋嘧啶类两种药物化疗联合 PD-1 免疫治疗，动态观察可见肿瘤标志物逐渐下降，部分转移淋巴结有所缩小，治疗效果满意。

（王金环）

参考文献

[1] 陈亚进, 商昌珍. 肝内胆管细胞癌诊治策略 [J]. 中国实用外科杂志, 2014, 35(1): 43-45.

[2] 黄元哲, 杨新伟, 杨家和. 肝内胆管细胞癌的治疗进展 [J]. 肝胆外科, 2014, 22 (1): 73-76.

病例 28 化疗联合 PD-1 免疫治疗晚期胆管细胞癌

📋 病历摘要

【基本信息】

患者，男，53 岁，主因"发现肝内占位 6 个月"入院。患者于 6 月前体检时发现肝内占位性病变（具体不详），无发热、乏力、腹痛等不适，就诊于当地医院，查 HBsAg、HBeAb、HBcAb 阳性，肝肾功能正常，AFP 45 μg/mL，肿瘤标志物 CA211 5.15 ng/mL，行胸腹部 CT 检查提示肝 S_6 段占位性病变，伴有肝胃间隙及腹膜后淋巴结多发转移，胃镜提示萎缩性胃炎、多发溃疡、十二指肠溃疡，经病理检查未见胃肿瘤。随后就诊于上海某医院，行电子肠镜检查未见异常，进一步行 PET-CT 检查提示：肝右后叶下段包膜下低密度肿块并 FDG 摄取增高，考虑为恶性肿瘤，肝门部、肝 - 胃间隙、腹膜后、左侧腋窝及左侧锁骨上窝、右侧盆壁多发淋巴结转移，右侧肾上腺区软组织小结节并 FDG 摄取增高，考虑转移结节可能，两肺多发实性小结节，转移结节待排。遂诊断"肝恶性肿瘤，腹膜后淋巴结多发转移，肺转移可能，肾上腺转移可能"，给予华蟾素治疗。为进一步诊治收入院。自发病来，精神、睡眠可，二便正常，体重无变化。

既往史：既往体健。否认输血及血制品史。有饮酒史30年，平均每次 100 g，2 次 / 周。否认家族性、遗传性疾病史。

【体格检查】

神志清，精神可，面色晦暗，肝掌阳性，蜘蛛痣阴性，毛细血管扩张征阳性，心肺未闻及异常，腹饱满，无压痛及反跳痛，肝脾肋下未触及，Murphy 征阴性，肝区叩痛阴性，肝上界位于第 5 肋间，移动性浊音阴性，肠鸣音 4 次 / 分，双下肢无水肿。

【辅助检查】

常规检查：肝功能结果提示 ALT 24 U/L，AST 68 U/L，TBIL 49.6 μmol/mL，ALB 26.9 g/L，Cr 46.4 μmol/L，BUN 2.27 mmol/L，GRF 107 mL/（min•1.73 m^2），PTA 41%。血常规示：WBC 3.07×10^9/L，Hb 109 g/L，PLT 41×10^9/L，PT 20.8 秒，PTA 43%。

其他检查：乙型肝炎五项中 HBsAg、HBeAb 及 HBcAb 阳性，HCV-Ab 阴性，HDV-Ab 阴性。AFP 44.31 ng/mL，AFP 异质体 9.675 ng/mL，肿瘤标志物 CA199、CEA 均正常。

影像学检查：腹部 MRI 提示肝右叶后段包膜下可见 72 mm×42 mm 占位，恶性可能，伴肝门、腹膜后及右心膈角多发淋巴结转移。

病理检查：肝肿瘤穿刺病理结果提示低分化腺癌，考虑胆管细胞癌。

【诊断及诊断依据】

诊断：肝内胆管细胞癌，肝门、腹膜后及右心膈角多发淋巴结转移，双肺转移不除外。

诊断依据：①患者为中年男性，隐匿起病，有慢性乙型肝炎病毒感染病史。②腹部超声及腹部 CT 均显示肝 S$_6$ 段占位性病变，伴有肝胃间隙及腹膜后淋巴结多发转移，PET-CT 提示肝内肿块和淋巴结及肺内结节呈高 FDG 摄取。③体检示慢肝体征阳性。④实验室检查示 AFP 44.31 ng/mL，AFP 异质体 9.675 ng/mL。⑤肝肿瘤穿刺病理结果提示低分化腺癌，并考虑"胆管细胞癌"。

【治疗】

每 2 周 1 个化疗疗程联合每 3 周 1 次 PD-1 治疗。具体方案如下：第 1 个化疗疗程第 1 天吉西他滨 0.4 g（半量），此后每间隔 2 周使用吉西他滨 0.8 g（全量）静脉滴注，与此同时每 3 周使用 PD-1 剂量每次 100 mg 静脉滴注。共完成 6 个化疗疗程及 4 次 PD-1 注射。

治疗结果及转归：在完成第 3 个化疗疗程和 2 次 PD-1 治疗后，以及完成第 6 个化疗疗程和 4 次 PD-1 治疗后肝内肿瘤及淋巴结均明显缩小。

不良反应：轻度骨髓抑制致血白细胞、血小板轻度下降。

治疗前（图 28-1）：①肝内肿瘤大小 60 mm×35 mm；②淋巴结（较大者）：25 mm×23 mm；③ AFP 44 ng/mL。

治疗后（图 28-2）：①肝内肿瘤缩小至 45 mm×30 mm；②淋巴结（较大者）：17 mm×15 mm；③ AFP 25 ng/mL。

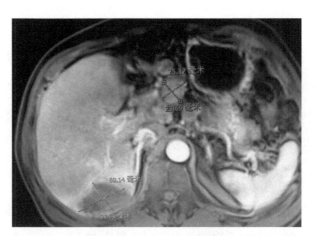

图 28-1　治疗前肿瘤大小

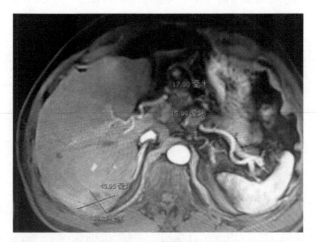

图 28-2　治疗后肿瘤大小

病例分析

　　胆管细胞癌是起源于胆管上皮的恶性肿瘤，根据其发生部位分为肝外及肝内胆管细胞癌，肝外胆管细胞癌由于发生胆管梗阻可早期发现，而肝内胆管癌症状通常出现较晚，因而不易早期发现，本例患者是肝内胆管细胞癌，发现时已发生淋巴结广泛转移及远处转移，已达肿瘤晚期。由于目前针对胆管细胞癌唯一有效的途径是根治性外科手术切除，这也是唯一可能的治愈方案，而对于晚期胆管细胞癌大多已失去手术切除机会，尤其对于肝内胆管癌手术切除率更是低至17%～44%，即使行扩大性手术治疗预后仍然很差，5年生存率低于5%。对于不能切除肿瘤的患者，除了可采取阻塞性胆管减压术、局部治疗等措施，化疗、放疗等系统性治疗也是同样重要的。辅助性放疗一般用于清除手术切缘肿瘤细胞，从而减少术后复发率，吉西他滨/顺铂化疗是目前标准的系统治疗方案，对于不能接受手术及放疗的晚期胆管细胞癌，系统化疗及支持治疗的抗肿瘤效果不理想，对于生存期改善十分有限，且常伴有较为明显的毒不良反应，因此，亟需新的辅助治疗手段。

近年来新兴的靶向药物治疗和免疫治疗如PD-1/PD-L1免疫治疗是目前肿瘤免疫治疗的热点，在一些实体瘤中也表现出了一定的疗效。PD-1/PD-L1免疫治疗的机制主要是高表达PD-1/PD-L1的肿瘤细胞通过招募抑制性免疫细胞及细胞因子，使得肿瘤的抗原性降低，肿瘤免疫微环境从稳态转向于免疫抑制，这个过程叫免疫编辑。肿瘤细胞正是通过这种免疫编辑来最终逃避机体免疫系统的抗肿瘤作用。使用阻断PD-1/PD-L1的靶向免疫治疗可以阻断PD-1和PD-L1的结合，从而增强了抗肿瘤治疗的疗效。在许多人类实体肿瘤细胞表面也能够检测到PD-L1的表达，同时研究发现癌组织较正常组织中的PD-L1表达水平明显上调，尤其是Fontugne等发现在胆管癌细胞组织内有密集分布的肿瘤浸润淋巴细胞，这也是PD-1/PD-L1阻断剂的良好靶点，而同时Sato等发现在胆管癌细胞组织内肿瘤

笔记

相关巨噬细胞和肿瘤浸润性 T 细胞分别表达 PD-L1 和 PD-1，认为胆管癌中可能存在通过 PD-1/PD-L1 轴的免疫逃逸现象。

病例点评

本例患者为中年男性，有慢性乙型肝炎病史，未曾系统诊治及治疗，而且有长期大量饮酒史，存在慢性肝损伤的基础，属于肝脏肿瘤的高危人群，由于肿瘤发生隐匿，且系肝内胆管细胞癌，虽然肿瘤恶性程度较高，但临床症状出现一般较晚。因此，该患者虽然已进入肿瘤晚期但是无任何临床症状，在体检时偶然发现病变，虽然肝功能等一般情况良好，但是由于肿瘤已经出现淋巴结广泛转移及远处转移，已失去手术切除根治的机会，因此本例选择了化疗联合免疫治疗，在经过 6 个疗程吉西他滨化疗及 4 个疗程 PD-1 免疫治疗后，发现肝内外肿瘤及淋巴结均明显缩小，患者无明显不良反应，说明这种联合治疗是非常值得尝试与进一步探索的。

（伍慧丽）

参考文献

[1] YUN S C, JAVLE M. Systemic and adjuvant therapies for intrahepatic cholangiocarcinoma [J]. Cancer Control：Journal of the Moffitt Cancer Center, 2017, 24（3）：594-599.

[2] BROWN K M, PARMAR A D, GELLER D A. Intrahepatic cholangiocarcinoma [J]. Surg Oncol Clin N Am, 2014, 23（2）：231-246.

[3] LE ROY B, GELLI M, PITTAU G, et al. Neoadjuvant chemotherapy for initially unresectable intrahepatic cholangiocarcinoma [J]. Br J Surg, 2018, 105（7）：839-847.

笔记

[4] MITTAL D，GUBIN M M，SCHREIBER R D，et al. New insights into cancer immunoediting and its three component phases-elimination，equilibrium and escape [J]. Current Opinion in Immunology，2014，27（1）：16-25.

[5] JI M，LIU Y，LI Q，et al. PD-1/PD-L1 pathway in non-small-cell lung cancer and its relation with EGFR mutation [J]. Journal of Translational Medicine，2015，13（1）：5.

[5] KAVITHA G，DOLINI G，GALLAGHER S J，et al. Inducible but not constitutive expression of PD-L1 in human melanoma cells is dependent on activation of nf-kappab [J]. PLoS One，2015，10（4）：e0123410.

[7] FONTUGNE J，AUGUSTIN J，PUJALS A，et al. PD-L1 expression in perihilar and intrahepatic cholangiocarcinoma [J]. Oncotarget，2017，8（15）：24644-24651.

[8] SATO Y，KINOSHITA M，TAKEMURA S，et al. The PD-1/PD-L1 axis may be aberrantly activated in occupational cholangiocarcinoma [J]. Pathology International，2017，67（3）：163-170.

171

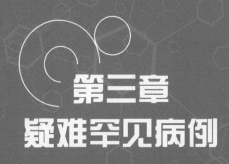

第三章
疑难罕见病例

病例 29 以黄疸为特征的原发性肝淀粉样变性

📋 病历摘要

【基本信息】

患者，男，53 岁，因"腹胀半年，加重伴尿黄 2 个月"入院。半年前出现腹胀，伴有皮肤瘙痒。2 个月前症状逐渐加重，出现尿色深黄，皮肤黄染，伴纳差、体重下降。2 周前在当地医院查肝功能异常，Cr、BUN 明显升高。腹部 CT 提示肝脏弥

笔记

漫性增大，肝右叶可见多个低密度区，考虑不典型结节，不均匀性脂肪肝，脾大。为明确诊断来我院。

既往史：无嗜酒史，无肝炎病史，无高血压、心脏病、糖尿病病史，否认家族性疾病史。

【体格检查】

体温 36.5 ℃，血压 120/50 mmHg，心率 80 次 / 分，呼吸 20 次 / 分，神志清，精神可，发育正常，皮肤、巩膜重度黄染，营养中等，未见肝掌、蜘蛛痣，浅表淋巴结无肿大，心肺检查无异常，腹软，无压痛及反跳痛，肝肋下 5 cm，剑突下 7 cm，质硬，无触痛，脾肋下 5 cm，质硬，移动性浊音（±），双下肢无水肿。

【辅助检查】

入院后化验提示：WBC 9.23×10^9/L，RBC 3.91×10^{12}/L，Hb 106 g/L，PLT 152×10^9/L；凝血酶原活动度正常；ALT 24.0 U/L，AST 87.4 U/L，TBIL 154.9 μmol/L，DBIL 75.6 μmol/L，球蛋白 19.4 g/L，ALB 35.5 g/L，γ-GT 400.6 U/L，ALP 573.3 U/L，Cr 193.7 μmol/L，BUN 8.0 mmol/L；乙型、丙型肝炎病毒标志物均阴性；自身抗体谱阴性；免疫球蛋白 IgG、IgA、IgM 均正常。肿瘤标志物：CA199 66.32 U/mL，AFU 70.2 U/L，CEA、AFP、CA153 均正常。尿特种蛋白：尿转铁蛋白 16.1 mg/L（正常值：0 ～ 2.2 mg/L），尿免疫球蛋白 G 24.3 mg/L（正常值：0 ～ 9.6 mg/L），尿微量白蛋白 427 mg/L（正常值：0 ～ 30 mg/L），尿 α_1- 微球蛋白 153 mg/L（正常值：0 ～ 12 mg/L）。

腹部 CT 检查：①肝硬化、腹腔积液、脾大；②侧支循环形成；③肝囊肿；④肝左右肝裂处动 - 静脉畸形；⑤胆囊炎。

进一步行肝穿刺活组织检查，病理提示：肝穿刺组织肝窦间隙内弥漫性淀粉样物质沉积，肝细胞大部分消失，仅残存少量萎缩的肝细胞板。病理诊断：肝脏淀粉样变，刚果红染色（＋），在偏振光镜下呈苹果绿色双折射现象。免疫组织化学：HBsAg（－），HBcAg（－）。

【诊断及诊断依据】

诊断：结合病史及病理结果，确诊为肝脏淀粉样变性。

诊断依据：患者有黄疸、肝大、转氨酶轻度异常、碱性磷酸酶增高、蛋白尿。病理提示：肝穿刺组织肝窦间隙内弥漫性淀粉样物质沉积，肝细胞大部分消失，仅残存少量萎缩的肝细胞板。病理诊断：肝脏淀粉样变，刚果红染色（＋），在偏振光镜下呈苹果绿色双折射现象。免疫组织化学：HBsAg（－），HBcAg（－）。

【治疗】

患者行肝穿刺活检后并发出血，当即给予红细胞悬液、止血药物、补液等治疗。患者经保肝等治疗1周后肝功能无好转自动出院。

病例分析

1. 肝淀粉样变性临床表现特点

临床表现有：①肝脏巨大、质地硬；②不明原因血清 ALP 升高；③蛋白尿；④血清或尿单克隆蛋白阳性。影像学检查无特异性改变，最常见的表现为肝脏弥漫性增大，CT 平扫淀粉样物质沉积部位表现为灶性低密度改变。淀粉样变在超微形态结构上均可被刚果红染色，均匀的纤维蛋白样物质在偏振光镜下呈苹果绿色双折射现象。

2. 肝淀粉样变性诊断

肝组织活检：肝组织内淀粉样物质经刚果红染色后，普通显微镜观察呈红色，在偏光显微镜下呈绿色双折光，具有诊断价值。此病预后极差，主要依靠肝穿刺活检鉴别。肝脏因淀粉样蛋白的沉积可能会诱发出血，因此在进行肝穿刺活组织检查时易发生严重出血、肝破裂等并发症。国内有报道肝活组织检查后出血发生率约为 12.5%。国外报道肝活组织检查后出血发生率约为 4%，其中 2% 需要输血治疗。

3. 原发性肝淀粉样变性的治疗

常用治疗方案是苯丙氨酸氮芥（美法仑）+ 泼尼松即 MP 方案。由于烃化剂对非免疫球蛋白型淀粉样变性无效，因此在开始治疗前必须确定原发性淀粉样变性的诊断。有人比较了 MP 方案与秋水仙碱治疗者对照治疗结果，MP 方案长期治疗能使肝淀粉样变性完全消退，肿大的肝脏恢复正常，质地变软，升高的血清碱性磷酸酶水平显著下降，存活期较秋水仙碱治疗者明显延长。MP 方案的用法：美法仑 0.15 mg/（kg·d），分 2 次口服；泼尼松 0.8 mg/（kg·d），分 4 次口服，1 周为 1 个疗程，每 6 周重复 1 个疗程，可长达数月至数年；美法仑每个疗程增加 2 mg/d，直至出现中等程度的白细胞或血小板减少，如发生严重的白细胞或血小板减少，美法仑的剂量亦要相应减少。MP 方案治疗期间可并发严重的病毒感染，需提高警惕。

病例点评

本例患者以黄疸为特征，伴有纳差、肝脏增大。实验室检查 TBIL、ALP、γ-GT 明显升高，而 ALP 正常、AST 仅轻度升高，以胆汁淤积为突出特点，同时存在蛋白尿、肾功能不全。CT 检查提示肝脏弥漫性增大，肝右叶多个低密度区。通过病史、病毒学标志物和自身抗体检查排除了酒精性肝病、病毒性肝炎、自身免疫性肝病、结缔组织病。虽然患者 CA199、AFU 轻度升高，但影像学检查排除了肿瘤可能。本例患者最终通过肝活组织病理检查明确诊断。

结合本例体会如下。

（1）临床发现黄疸、肝大、转氨酶轻度异常、ALP 增高、蛋白尿，实验室检查排除常见疾病时，要考虑肝淀粉样变性的可能，而且 ALP 和 TBIL 水平的升高预示病情重，预后差。

（2）影像学检查对肝淀粉样变性诊断虽不具有特异性，但可提示病变，并排除肝肿瘤、肝血管病变。

（3）由于实验室检查缺乏特异性指标，病理检查成为确诊的依据。尽管本例患者术前检查各项凝血指标正常，但是肝穿刺活组织检查术后也发生了出血的并发症，因此需要密切注意肝活组织检查穿刺的风险并进行风险评估，及时采取准确的防治措施。肝淀粉样变性往往合并身体其他部位淀粉样物质沉积，也可以用腹部皮下脂肪针吸、直肠黏膜及唾液腺活组织检查来进行诊断，以有效降低出血等并发症的出现（尽可能避免因肝穿刺引起的出血）。

（郭　佳）

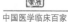

参考文献

[1] 羊志辉, 杨纯玉, 李陈婕. 4 例肝淀粉样变性的临床分析并文献回顾 [J]. 医药前沿, 2018, 8（28）: 183-184.

[2] 王桂梅, 王宝宏, 刘 静. 肝脏原发性淀粉样变性 1 例 [J]. 饮食保健, 2018, 5（35）: 57.

病例 30　人肝片形吸虫病

病历摘要

【基本信息】

患者，女，41岁，主诉"肝区胀痛2月余"。2个月前无诱因出现肝区胀痛，伴发热，体温最高为38 ℃，当地医院予抗感染治疗后疼痛症状缓解，体温下降，但此后症状时有反复发作。入院1天前当地医院腹部 CT 平扫提示肝左叶低密度灶。为进一步诊治收入我院。自发病以来，精神、食欲、睡眠好，二便正常，体重无变化。否认有肝病史。患者母亲及其外婆均因肝癌去世。长期生活在河北，近半年在广西工作，曾食用当地凉拌水草类食品。

【体格检查】

体温 36.3 ℃，无肝掌、蜘蛛痣，皮肤、巩膜无黄染，心肺听诊无异常，腹平软，无压痛及反跳痛，肝脾肋下未触及，肝区叩痛阳性，Murphy 征阳性，移动性浊音阴性，双下肢无水肿。

【辅助检查】

血常规：WBC 4.64×10^9/L，Hb 129 g/L，PLT 233×10^9/L，EO 1.14×10^9/L，EO% 24.6%。肝功能：ALT 13.7 U/L，AST 12.9 U/L，TBIL 15.9 μmol/L，ALB 43.8 g/L，GGT 40.1 U/L，ALP 81.9 U/L，CHE 4600 U/L。肿瘤标志物：AFP、CEA、CA199、CA724 均在正常范围；HBV、HCV、HEV 现症感染

指标阴性，自身抗体系列无异常。本院腹部增强 MRI 示：肝左叶外侧段多发大小不等的不规则病灶，增强扫描肝左叶外侧段多发病灶，动脉期强化不显著，平衡期可见边缘强化及内部分隔样强化，动脉期肝左叶外侧段见楔形强化，较大病灶远端胆管扩张。肝左叶外侧段多发占位，并肝左叶灌注异常（图 30-1）。

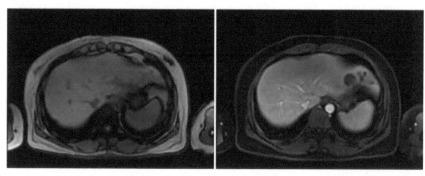

A：平均期　　　　　　　　　　B：动脉期

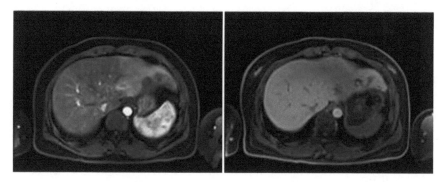

C：门脉期　　　　　　　　　　D：延迟期

图 30-1　腹部增强核磁共振图像

【诊断及诊断依据】

初步诊断：肝占位性质待查；胆管细胞癌？肝脓肿？肝寄生虫病？

诊断依据：患者为中年女性，有原发性肝癌的家族史，有

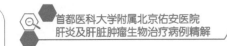

肝区胀痛、发热等临床表现，查体示肝区叩痛阳性，Murphy
征阳性，化验示 AFP 等肿瘤标志物阴性，腹部增强核磁可见
平衡期有边缘强化及内部分隔样强化，动脉期肝左叶外侧段见
楔形强化，较大病灶远端胆管扩张，考虑肝占位原因待查，根
据患者肿瘤家族史、无肝硬化病史、AFP 正常和腹部影像学检
查诊断考虑胆管细胞癌可能性大，但患者伴发热、腹痛，因此
不除外肝脓肿；曾在广西疫区居住，嗜酸性粒细胞明显升高，
肝寄生虫病不除外。

【治疗】

经外科会诊后考虑有外科手术指征。于 2013 年 2 月 28 日
行剖腹探查手术：肝脏左外叶可见多发占位性病变，最大约
4 cm×3 cm×2 cm，胆囊大小 9 cm×4 cm×1.5 cm，胆囊壁充
血水肿，囊内未触及结石及占位性病变，胆总管明显扩张，直
径约 1.1 cm。术中对占位性病变取病理，冰冻病理结果回报嗜
酸性肉芽肿可能。术中诊断：肝左叶嗜酸性肉芽肿，寄生虫感
染？胆囊呈急性胆囊炎性改变，决定行肝左外叶切除＋胆囊切
除＋胆总管探查＋T 管引流术。胆道镜于胆总管开口处进入，
于胆总管下端发现有一寄生虫，以取石钳取出，见虫体呈片
状，肉红色，大小约 2 cm×1 cm×0.3 cm（图 30-2），蠕动活
跃。于胆道切开处放置一根 T 管。后经北京某医院热带病研究
所鉴定：肝片形吸虫。确定诊断为人肝片形吸虫病。术后每日
引流胆汁 400 mL 左右，未再引流出寄生虫。术后第 2 天化验
血常规中嗜酸性粒细胞绝对值降至 $0.06×10^9/L$，嗜酸性粒细胞
百分比 0.5%。术后第 6 天胆汁引流＜ 10 mL，术后 2 周出院，
出院后赴某医院就诊，服用吡喹酮片每次 0.6 g，每日 2 次

笔记

（服 2 天），术后 2 个月复查胆道镜未见虫体及异常，遂拔除引流管。

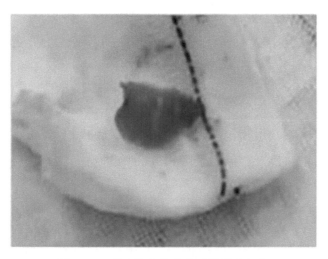

图 30-2　术中取出的虫体呈片状肉红色

病例分析

　　肝片形吸虫病是一种食源性寄生虫病。片形吸虫的终宿主主要为牛、羊等反刍动物，人因生食水生植物、饮用生水等吞入囊蚴而感染。其成虫寄生于终宿主的胆管内，产出的虫卵随胆汁进入肠道，混入粪便排出体外，在适宜温度的水中发育并孵化出毛蚴，毛蚴侵入中间宿主（小土蜗等椎实螺科淡水螺）体内，经胞蚴、母雷蚴和子雷蚴等阶段的发育和无性增生后，进一步发育至尾蚴。成熟尾蚴逸出螺体，在水生植物或水面上形成囊蚴。终宿主因误食活的囊蚴而导致感染。童虫在小肠内自囊蚴逸出，穿过肠壁，在腹腔内移行，最终穿越肝脏实质进入胆管并发育成为成虫。自吞食囊蚴到在粪便中找到虫卵的最

笔记

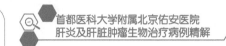

短时间为 10 ～ 11 周。成虫寿命一般为 4 ～ 5 年，有报道在人体内寄生可长达 12 年。

由片形吸虫寄生于人体所引起的疾病，包括片形吸虫童虫在腹腔和肝脏实质中移行所造成的急性期损伤，以及成虫寄生于胆管内所致的以胆管上皮增生、胆管及胆囊炎症等为主的慢性期损伤。急性片形吸虫病发生在感染后 2 ～ 12 周，由片形吸虫童虫在腹腔和肝脏实质中移行所致，病程进展相对较慢，表现为发热、腹痛、乏力，或伴有厌食、呕吐、腹胀、腹泻等症状；肝大、肝区叩痛等体征，部分患者出现腹腔积液、贫血等体征。外周血嗜酸性粒细胞的百分比和（或）绝对值增高。慢性片形吸虫病发生在急性期后，由成虫对胆管的机械性损伤及其代谢产物的刺激作用所引起的胆管上皮增生、胆管及胆囊炎症、胆管纤维化、扩张及阻塞等病变，表现为腹痛、乏力、贫血、纳差、厌油腻、黄疸、肝大等，临床表现轻重不一。外周血嗜酸性粒细胞的百分比和（或）绝对值增高。异位损伤是指童虫在腹腔移行过程中，虫体可穿入或被血流带至肝脏以外的脏器和组织而引起异位损伤，如皮下组织、腹壁肌肉、腹膜、肺、眼、脑及膀胱等部位的异位寄生，以皮下组织较多见。异位损伤的临床表现较为复杂多变，一般通过手术确诊。

片形吸虫病临床的误诊率高，需与华支睾吸虫病、肝型并殖吸虫病、肝毛细线虫病、病毒性肝炎、阿米巴性肝脓肿、细菌性肝脓肿和肝脏恶性肿瘤等相鉴别。诊断依据：流行病学史，生食水生植物史；临床症状、体征；病原学检查发现虫卵或成虫为该病确诊依据。靠粪便或十二指肠引流液沉淀检查发现片形吸虫虫卵，或外科手术探查在胆管或胆汁中发现成虫或虫卵均可确诊。影像学检查呈非特异性、多样性，如有报道肝片形吸虫病的 CT/ 磁共振成像显示，肝大并伴有肝实质内散在多发结节样和囊状病灶；也有报道显示，肝实质病灶呈多发性、簇状分布，以肝周边病灶分布较密集，病灶呈不均匀性低密度改变，部分呈液性密度，部分呈软组织样改变，增强时主体强化不明显，仅有边缘性轻、中度强化等。

📋 病例点评

本例患者以肝区胀痛为主要临床表现，没有典型的片形吸虫的临床表现，患者南方居住史相对短暂，采集病史时不容易被关注。腹部两种影像学检查均提示肝内占位、胆管癌可能，有肿瘤家族史，给诊断带来困难。故临床中对肝占位、肿瘤标志物阴性的诊断，除考虑恶性、良性病变外，还应注意寄生虫感染可能。

（熊　芳）

参考文献

[1] 周岩，熊彦红，许学年 .《片形吸虫病诊断》标准解读 [J]. 中国寄生虫学与寄生虫病杂志，2018，36（4）：425-428.

[2] CHEN J X，CHEN M X，AI L，et al. An outbreak of human Fascioliasis gigantica in southwest China[J]. PLoS One，2013，8（8）：e71520.

病例 31   特发性成人肝内胆管缺失症
合并药物性肝损伤

病历摘要

【基本信息】

患者，女，60 岁，主因"间断恶心、呕吐、尿黄、乏力 3 年，加重 1 个月"收入院。3 年前无诱因出现恶心、呕吐、尿黄，当地医院查肝功能异常，乙型肝炎、丙肝标志物均阴性，保肝治疗后症状略有好转，肝功能间断异常（未能提供具体化验结果）。2011 年 5 月复查肝功能：ALT 210 U/L，AST 135 U/L，TBIL 60.9 μmol/L，DBIL 20.5 μmol/L，GGT 1238 U/L，ALP 938 U/L，于当地医院行肝穿刺活检，病理提示"小叶结构正常，可见灶状坏死，单核细胞浸润"，病因诊断未明。1 年来，坚持口服保肝、退黄中药治疗，监测肝功能，ALT 波动在 57 ～ 227 U/L，AST 56 ～ 160 U/L，TBIL 32.7 ～ 47.5 μmol/L，DBIL 14.2 ～ 21.8 μmol/L，GGT 1006 ～ 1014 U/L，ALP 440 ～ 613 U/L。2012 年 1 月患带状疱疹，服止痛药及抗病毒药物 20 余天（具体药物不详），2012 年 2 月 18 日（停药 10 天后）尿黄加重，伴皮肤、巩膜黄染，TBIL 271.1 μmol/L，保肝治疗后黄疸有所减轻，为明确诊断来我院。

既往史：高血压 6 年，无肝病史，无炎症性肠病史，否认药物过敏史。

【体格检查】

体温 36.4 ℃，血压 110/72 mmHg，心率 82 次 / 分，呼吸 22 次 / 分，面色晦暗，皮肤、巩膜黄染，未见肝掌、蜘蛛痣，双肺呼吸音清，未闻及干、湿性啰音，心律齐，未闻及杂音，腹平软，无压痛，肝脾肋下未触及，移动性浊音（-），双下肢无水肿。

【辅助检查】

入院后化验提示：ALT 58.1 U/L，AST 75.0 U/L，TBIL 75.4 μmol/L，DBIL 28.3 μmol/L，GGT 1086.4 U/L，ALP 451.1 U/L，血清病毒标志物（乙型、丙型肝炎病毒）均阴性，血清免疫球蛋白（IgG、IgA、IgM）和补体（C3、C4）正常，抗核抗体（1 ∶ 1000）和抗着丝点抗体（1 ∶ 1000）阳性，抗线粒体抗体、抗平滑肌抗体、抗肝肾微粒体抗体、抗肝特异蛋白抗体均阴性。血清铁、铜代谢正常。CT：肝表面尚光整，各叶比例轻度失调，肝裂轻度增宽，可见多发肝囊肿。行肝活检，并将外院 1 年前的病理切片借至我院病理科会诊阅片。肝穿刺活体组织检查：两次病理检查结果均提示肝内终末小胆管消失＞ 50%，胆管消失程度无显著变化，本次住院病理标本偶见有较大的胆管炎症（图 31-1）。免疫组化：HBsAg（-），HBcAg（-），CK7（胆管＋）。结合病史及病理结果，临床诊断为特发性成人肝内胆管缺失症，药物性肝损伤。

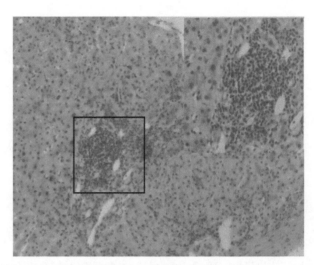

汇管区内淋巴细胞、吞噬细胞浸润。将汇管区放大（右上角，×400），可见胆管全部消失，仅有小叶间动脉和小叶间静脉，大量淋巴细胞、吞噬细胞浸润。

图 31-1　肝穿刺活体组织检查（H&E，X100）

【诊断及诊断依据】

诊断：特发性成人肝内胆管缺失症，药物性肝损伤。

诊断依据：患者为老年女性，慢性病程，临床表现为恶心、呕吐、尿黄、乏力，化验肝功能异常，黄疸升高，服药后肝损伤加重。自身抗体：抗核抗体（1：1000）和抗着丝点抗体（1：1000）阳性，肝穿刺活检提示肝内终末小胆管消失＞50%，偶见有较大的胆管炎症。免疫组化：CK7（胆管＋）。既往有高血压病史，结合病史及上述检查结果，考虑上述诊断明确。

【治疗】

低盐饮食，监测血压，目前尚无确切有效治疗 IAD 的药物，有报道称应用熊去氧胆酸治疗轻症 IAD 患者（主要为无症状或出现胆汁淤积性肝病，但肝内胆管损伤小）获得比较满意的临床效果，改善肝功能指标，但作用不肯定。对于严重的IAD 患者（一开始就出现失代偿性胆汁性肝硬化，肝内胆管广

泛损伤），原位肝移植是唯一有效的手段。本例患者年龄大于
40 岁，病情进展缓慢，属于前述症状较轻的一类，给予保肝、
降酶、退黄治疗，对药物反应良好，肝功能明显好转出院。现
正规范使用熊去氧胆酸治疗，定期随访中。

📋 病例分析

　　特发性成人肝内胆管缺失症（idiopathic adulthood ductopenia,
IAD）是一种病因不明的慢性胆汁淤积性肝病，以成人发病、
肝小叶间胆管缺失为主要特征。

　　IAD 的诊断主要依据 Ludwig 提出的标准：①发病年龄为
成人，含青春期后期；②胆汁淤积性生化异常，血 ALP 水平
增高；③组织学上符合至少 50% 汇管区小叶间胆管缺乏。本
例符合上述标准，但尚需排除：①有新生儿阻塞性胆管疾病
史、某些药物和毒物接触史及炎性肠病的证据；②血清抗线粒
体抗体阳性；③肉芽肿性胆管炎或非化脓性胆管炎、组织细胞
增多症、淋巴瘤或其他肿瘤等病理改变；④影像学检查有与小
胆管病相关的大胆管异常和（或）炎性肠病征象。结合病史，
此前无诱因，初次出现症状，也排除了能造成肝内胆管减少的
各种明确病因，患者本次病情加重前曾应用退热药及抗病毒药
物 20 余天，且停药后 10 天黄疸明显加重，前后 2 次肝活检均
提示胆管消失超过 50%。因此，患者此次出现病情加重可能是
在特发性成人肝内胆管缺失症的基础上，由于药物因素造成的
肝损伤。

　　引起肝内胆管缺失的原因很多，如胆道闭锁、原发性胆汁

187

性肝硬化（primary biliary cirrhosis，PBC）、原发性硬化性胆管炎（primary sclerosing cholangitis，PSC）、移植物抗宿主病、血管病变、淋巴瘤、化学损伤和药物诱导（阿莫西林、氯丙嗪、卡马西平）等，只有在系统地排除上述病因之后，才能诊断为 IAD。在肝内胆管缺失的原因中，由 IAD 引起的不超过1.2%。IAD 的病因不明，根据现有研究，人们提出几种可能的病因。①无症状肝内胆管缺乏的迟发表现，包括 Alagille 综合征、Byler 病、良性复发性肝内胆汁淤积等。IAD 患者可能在儿童期已有肝内胆管发育不良，直到成年才发现。②小胆管型 PSC：该型仅累及肝内小胆管，亦无炎性肠病的证据，IAD 可能是 PSC 的一种特殊形式。③病毒性胆管炎：某些病毒可以引起非化脓性胆管炎，是否可以引起胆管减少，尚不清楚。Chia 等发现丙肝伴有轻度胆汁淤积和中重度肝纤维化，可能引起胆管消失。Dural 等报道了 1 例患有 IAD 的 HCV 感染者，提示 HCV 可能与 IAD 相关。在 IAD 患者中，类似于丙肝的其他病毒尚未发现。④自身免疫性肝炎（autoimmune hepatitis，AIH）或胆管炎（angiochlitis，AC），在这两种病的一些患者中可以见到胆管消失的证据。IAD 与 AIH 或 AC 的鉴别需要典型自身抗体的存在，缺乏典型自身抗体的 AIH 或 AC 也可能是 IAD 的一种病因。

Khanlou H 等根据症状把 IAD 分为两类，症状的严重程度可能与胆管的消失程度有关，一类无症状或出现胆汁淤积性肝病表现，胆管破坏较少，也有人把胆管消失程度 < 50% 且无症状的病例归为此类；另一类进展较快，很快就出现胆汁性肝硬化，胆管消失程度较严重，常需肝移植，此类男性病例居

多。不同病因发病年龄不同，预后差异很大，迟发性肝内胆管缺失、小胆管 PSC 引起的 IAD 大部分在 40 岁前发病，进展较快，预后不好，而病毒性胆管炎和自身免疫性胆管炎引起的 IAD 主要在 40 岁之后发病，病情长期稳定，预后较好。

病例点评

　　本例女性患者年龄大于 40 岁，病情比较稳定，抗着丝点抗体（1∶1000）阳性，可能是由缺乏典型自身抗体的 AIH 或 AC 引起的，抗着丝点抗体通过自身免疫机制导致胆管损伤出现 IAD。

（顾　娜）

参考文献

[1] 唐睿晗，王钰虹，陈洁，等.以凝血功能障碍为首发表现的特发性成人肝内胆管缺失症 1 例 [J]. 中国胃肠病学，2014，19（5）：317-319.

[2] 杨佳立，李艳，杨婧，等.特发性成人肝内胆管缺失症 1 例 [J]. 中华肝脏病杂志，2013，21（12）：956-957.

病例 32　肝血管肉瘤

病历摘要

【基本信息】

患者，男，52 岁，主因"腹胀、食欲缺乏 1 月余，尿少、双下肢水肿 20 天"入院。

患者于 1 月余前无明显诱因出现食欲缺乏，进食量为正常的 1/3，伴有腹胀，无发热，无恶心、呕吐，无腹痛。同时发现尿黄如浓茶色，未予诊治。20 天前出现双下肢水肿，尿量减少，每日尿量约 800 mL，腹胀症状进行性加重。于北京某医院就诊，化验肝功能：ALT 280.6 U/L，AST 256.97 U/L，TBIL 128.5 μmol/L。血常规：WBC 9.88×10^9/L，Hb 128.0 g/L，PLT 85.0×10^9/L。凝血功能：PTA 51%，病毒指标均为阴性。腹部 CT：肝弥漫性病变，肝小静脉闭塞？下腔静脉肝内段狭窄，腹腔积液，胆囊炎，右侧胸腔积液，右侧脊柱旁占位，神经源性？肝血管超声：门静脉血流方向反向，肝右动脉增宽，流速增快，肝静脉变细，下腔静脉血流通畅，考虑肝窦阻塞综合征。

入院后予保肝、利尿、支持治疗，同时予前列地尔疏通微循环治疗，患者病情无明显好转，今为进一步诊治前来我院。患者自发病以来精神差，食量减少，睡眠无改变，小便异常，大便正常，体重无变化。

既往史：既往高血压病史 10 年，血压最高达 150/90 mmHg，规律用药，口服"蒙诺"治疗。否认糖尿病病史。否认心脏病病史。否认过敏史。既往脊柱旁占位 5 年，曾于解放军某医院就诊考虑为神经源性，良性，不需治疗。否认放射线或毒物接触史。

【体格检查】

神志清，精神弱，皮肤、巩膜重度黄染，心肺查体未见明显异常。腹部饱满，压痛阳性，反跳痛阳性，肝脾未触及，肝区叩痛阴性，移动性浊音阳性，有大量腹腔积液，双下肢轻度可凹性水肿，神经系统检查阴性。扑翼征及踝震挛阴性。

【辅助检查】

全血细胞分析（2016-8-1）：WBC 15.34×10⁹/L，RBC 3.96×10¹²/L，Hb 124.0 g/L，PLT 44.0×10⁹/L，N% 82.8%。肝功能（2016-8-1）：ALT 219.6 U/L，AST 184.9 U/L，TBIL 390.8 μmol/L，DBIL 261.4 μmol/L，ALB 34.1 g/L，γ-GT 317.7 U/L，ALP 227.7 U/L，PALB 63.7 mg/L。凝血项（2016-8-1）：PTA 31.0%。

病毒指标（2016-7-30）：HAV-Ab 阴性。HBsAg 阴性，HBsAb 阳性，HBcAb 0.329 阳性，HCV-Ab Ⅱ阴性，HEV-Ab 阴性。CMV 阴性，EBV 阴性。

自身抗体系列（2016-8-1）：ANA 阳性（1 ∶ 100），核颗粒型，抗线粒体抗体阴性，抗平滑肌抗体阴性，抗肝肾微粒体抗体阴性，抗肝特异蛋白抗体阴性，抗胃壁细胞抗体阴性，抗细胞骨架抗体阴性，抗横纹肌抗体阴性，抗着丝点抗体阴性，抗心肌抗体阴性，抗中心粒抗体阴性（－）。

肿瘤标志物（2016-8-1）：AFP 1.27 ng/mL，AFP-L3＜0.605 ng/mL，AFP 异质体比率阴性，CEA 1.65 ng/mL，CA199

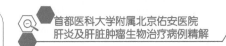
26.9 U/mL，CA153 38.68 U/mL，CA125 331.7 U/mL，CA724 1.36 U/mL，神经元特异性烯醇化酶 25.03 ng/mL，非小细胞肺癌相关抗原 211 5.42 ng/mL，前列腺特异性抗原 1.18 ng/mL，游离前列腺特异性抗原 0.135 ng/mL，游离 / 总前列腺特异性抗原 0.114，异常凝血酶原 55.0 mAU/mL，铁蛋白 1077.0 ng/mL。

肝血管超声：门静脉血流方向反向异常，肝静脉频谱改变，肝右动脉及肝左静脉显示不清。

胸部 CT：①右侧少量胸腔积液；②左肺钙化灶；③双侧胸膜增厚。

腹部 CT：肝弥漫性病变，肝小静脉闭塞？下腔静脉肝内段狭窄，腹腔积液，胆囊炎，右侧胸腔积液，右侧脊柱旁占位，神经源性？

肝脏磁共振：肝血管瘤病，右侧脊柱旁神经纤维瘤，胆囊炎，腹腔积液，右侧少量胸腔积液。

【诊断及诊断依据】

诊断：亚急性肝衰竭原因待查；腹腔积液；自发性细菌性腹膜炎；右侧胸腔积液；肝血管瘤病；肝小静脉闭塞病？2 级，高危；右侧脊柱旁神经纤维瘤；慢性胆囊炎。

诊断依据：该患者为中年男性，否认慢性肝脏疾病史。20 天来出现乏力及消化道症状，肝损伤迅速加重，目前 TBIL 390.8 μmol/L，TBIL 每日上升≥ 17.1 μmol/L 且出血倾向明显，PTA 31%。支持亚急性肝衰竭的诊断。

鉴别诊断如下。

（1）肝转移癌：是远离原发癌部位在肝脏产生位移状态的癌。体内可见原发肿瘤病灶。

（2）肝血管瘤：为肝脏良性肿瘤，大多没有明显症状和体征。女性患者患病率较高，一般进展慢，AFP 正常，通过影像学检查可明确诊断。

（3）肝囊肿：为肝脏良性肿瘤，大多没有明显症状和体征。腹部超声检查可见囊性改变，边界清楚。

【治疗】

患者入院后予谷胱甘肽、苦黄保肝及利尿治疗，因肝功能衰竭合并腹腔感染予美罗培南（1.0 g，静脉滴注，每 8 小时 1 次）抗感染治疗，补充人血白蛋白及血浆支持治疗。患者因肝功能衰竭行内科治疗，疗效欠佳，完善术前检查后于 2016 年 8 月 4 日在全麻下行同种异体原位肝移植术，过程顺利。

术后病肝病理：血管肉瘤，弥漫累及全肝；慢性胆囊炎；门静脉及肝动脉未见特殊；胆管壁组织未见肿瘤。免疫组化结果：HBsAg（-），HBcAg（-），CK7（肝细胞），CK19（-），CD31（+），CD34（+），AE1/AE3（-），Vimentin（+），Ki-67（阳性指数约 80%），Fli-1（+），D2-40（-）（图 32-1）。

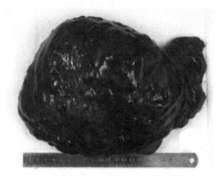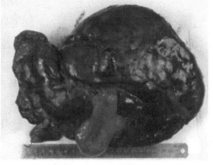

图 32-1　病肝病理检查

结合病理检查结果最终确定诊断：肝血管肉瘤；亚急性肝

衰竭；腹腔积液；自发性细菌性腹膜炎；右侧胸腔积液；高血压病 2 级，高危；右侧脊柱旁神经纤维瘤；慢性胆囊炎。

病例分析

原发性肝脏血管肉瘤（primary hepatic angiosarcoma，PHA）是一种罕见的间质性肝脏恶性肿瘤，只占肝脏原发性肿瘤的 0.5% ～ 2%，却是原发性恶性肝脏间叶肿瘤中最常见的，是由于肝窦血管内皮细胞异型增生所引起的肝脏原发性间质性恶性肿瘤，其恶性程度很高。

1. 概念及病因

血管肉瘤又称恶性血管内皮细胞肉瘤，是指血管内皮细胞发生的恶性肿瘤，可发生于全身各器官，原发于肝脏者甚少见。PHA 又称肝血管内皮肉瘤、肝恶性血管内皮瘤和 Kupffer 细胞肉瘤，是由肝窦血管内皮细胞异型增生所发生的一种极为罕见的间质性肝脏恶性肿瘤。PHA 的病因及发病机制尚不明确，大约 70% 以上血管肉瘤无明确病因，但是约 25% 病例可见明确已知的致病因素，目前已发现的致病因素包括：①二氧化钍，20 世纪 30 年代至 20 世纪 50 年代曾被用作血管造影剂，其慢性 α 粒子辐射被认为可致胆管细胞癌，少见情况可致血管肉瘤。②氯乙烯单体（monochloroethylene，VCM）是重要的化工原料，可与蛋白质、DNA 及 RNA 广泛反应，致病作用强。③无机砷接触史。现有研究表明，25% ～ 42% PHA 的发生与放疗、合成激素及长期接触二氧化钍、氯乙烯、砷剂等有关。另外，也可能与血色病、酒精性肝硬化有关。

2. 临床表现

PHA 好发于成年人，以 50 ～ 70 岁多见，儿童罕见，男女比例约为 4 ∶ 1。Molina 等统计了 865 例原发性肝肿瘤，其中 5 例（0.58%）为 PHA，男 4 例，女 1 例，平均年龄 53 岁。文献报道该病的临床表现无特征性，可与原发性肝细胞癌相似，早期可无明显症状，随病变进展，可有右上腹腹痛、食欲缺乏、体重减轻、发热等症状；晚期可有肝脾大、腹腔积液、黄疸、肝功能障碍，甚至肝衰竭等表现，可并发腹腔积血和弥散性血管内凝血。血小板减少症和弥散性血管内凝血被认为是 PHA 的特征性表现，这可能与肿瘤所致的局部凝血因子和血细胞紊乱有关。约 15% 的患者由于肿瘤破裂出血发生急腹症而就诊，9% 以远处转移为首发症状就诊。临床诊断不易与肝癌区别，以下四点可有帮助。①血清 AFP：肝细胞癌多为阳性，而血管肉瘤为阴性。②肝血管造影：肝癌及肝母细胞瘤中为高血管分布，血管肉瘤为低血管分布。③血清 HBsAg：中国肝癌病例中 90% 以上有 HBV 感染史，血清 HBsAg 阳性率 80%，而血管肉瘤的发生与 HBV 感染无关，血清 HBsAg 多为阴性。④肝硬化：我国肝癌与肝硬化的伴发率为 84.6%，而血管肉瘤则多不伴有肝硬化。

实验室检查早期可无特殊表现，晚期可出现肝功能障碍、血细胞减少及凝血酶原时间延长，其中约 50% 伴有轻度贫血，但 AFP、CEA、CA199 及肝酶谱基本正常，HBsAg 阴性。PHA 肿瘤细胞形成不成熟的血管样结构，同时存在内源性凝血因子消耗，因此极易出现肿瘤内部出血、坏死及囊变，预后不良，多数患者在发现肝脏血管肉瘤时已发生肝外转移，最常见

笔记

的转移部位是肺，其次是脾、骨骼，但近期多项研究发现，脾脏发生转移的概率明显高于肺脏，大多数患者在诊断后 1 年内死亡，平均生存期 6 个月，约半数死于肝衰竭。

3. 影像学表现

文献报道约 27% 患者可发生自发性破裂出血，约 16% 患者穿刺活检后可发生腹腔出血，故不主张经皮肝穿刺活检明确诊断，兼之其临床表现及实验室检查多不具备特异性，因此影像学检查在肿瘤术前诊断中具有重要地位。

典型的血管肉瘤呈多中心性生长，多发性结节，边界不清，可以伴出血、坏死、囊性变、纤维化或钙化。CT 显示肿瘤大部分呈低密度，当有新鲜出血时其内可见高密度区增强扫描造影剂呈渐进性向心性填充，与血管瘤相似。有明显中心部出血坏死的血管肉瘤表现为持续周边强化、中心部可没有造影剂填充。Kojiro 按其生长方式、肿瘤形态将其分为 4 种类型：弥漫微小结节型、弥漫多结节型、巨块型和混合型。国外文献报道以弥漫多结节型及混合型居多，而国内报道以单发巨块型居多，由于 PHA 属于血管性肿瘤，具有丰富的血窦，因此，增强扫描对病灶病理特征的显示有重要意义。PHA 为富血供肿瘤，动态增强扫描可以准确评价病灶血流动力学特征，但目前对于 PHA 对比增强的经验仍非常有限，且多积累在 CT 研究的基础上。

PHA 的增强表现多样化，结合文献总结出以下特点。①弥漫多结节型病灶动脉期多呈中心片状或边缘结节状、中心斑片状同时强化，密度高于周围正常肝实质，低于同层主动脉密度，强化呈渐进性，延迟扫描呈等密度或稍高密度，并伴逐渐填充。②偶见结节样病灶动脉期呈边缘结节样强化，强化呈向心性、进行性，病灶逐渐缩小，延迟期强化程度类似于肝实质，强化特征与肝血管瘤相似。③巨块型病灶动脉期中心及周边均可见不均匀轻度小片状不规则强化，其强化程度动脉期高于周围正常肝实质，低于同层主动脉密度；门静脉期低于肝实质，延迟期分别高或低于肝实质密度，1 例与巨块型肝癌的强化相似，但未见巨块型肝癌常伴的供血动脉及侵犯门脉形成的瘤栓，且 2 例病灶内强化部分三期的强化程度均呈进行性强化的表现，坏死区无强化，门静脉期及延迟期强化区域不断增大，向病灶中心充填，但充填的速度较慢。

总之，PHA 的影像学表现具有一定的特征性，常表现为肝内多发病灶，内部易出血坏死，动态增强呈明显渐进性强化，但不能完全充填。综合临床及影像学表现有助于与其他肝脏富血供病变鉴别。

4. 组织病理学特点

PHA 的确切诊断仍然依靠病理及免疫组织化学。该瘤的光镜下组织学图像与其他部位血管肉瘤相似，基本图像是肿瘤组织中有各种不规则的血管腔，肿瘤由纺锤状或不规则形状的恶性内皮细胞构成，边界不清。细胞质呈嗜酸性、核深染，形态狭长或不规则；细胞核核仁大小不一，呈嗜酸性，亦可见大而异形的细胞核及多核细胞，核分裂象常见。薄壁静脉散布于肿瘤内，约半数病例见造血细胞灶。免疫组织学检查可见瘤细胞中存在有Ⅷ因子相关抗原。肿瘤细胞在肝血窦内增生可导致进行性肝细胞萎缩，肝板断裂，血管腔增大，形成大小不一的空腔。腔壁粗糙不平，内壁衬以肿瘤细胞，有时为息肉样或乳头状突出物，腔内充满凝血块和肿瘤细胞。该瘤的特征性图像是肿瘤细胞聚集成团，以"肉芽"或乳头状突入血管腔，肿瘤侵及肝终端小静脉和门静脉分支可致血管堵塞，这一现象可解释为何肿瘤常易发生出血、梗死和坏死。分化差者，瘤细胞呈梭性，异型性明显，有瘤巨细胞形成，呈纤维肉瘤样排列。网状纤维染色显示出血窦或血管轮廓，肿瘤细胞内衬于网状纤维环的内面，肿瘤细胞间无网状纤维。Lfiuffer 等认为血管源性肿瘤最重要的标志物是Ⅷ因子相关抗原，阳性表达率可达 95%；CD34 阳性率为 90%，CD31 阳性率为 75%，CD34 的敏感度最高，但其他间叶来源肿瘤亦可有 CD34 的表达，故 CD34、CD31、Ⅷ相关抗原联合检测效果更好。

5. 鉴别诊断

（1）肝海绵状血管瘤：CT 增强扫描为"快进慢出"，延迟期瘤内强化较均匀，且多先以边缘结节强化并中间填充为特点。实验室检查肝血管瘤中血管内皮生长因子表达阳性率高达 78%。

（2）原发性肝癌：常有乙型肝炎和肝硬化病史，CT 增强扫描为"快进快出"的特征性影像学表现，肿瘤压迫或侵犯门脉、胆管可引起门脉瘤栓及胆管扩张。实验室检查 AFP 多呈阳性。

（3）肝转移瘤：多发于中老年患者，常为多发，也常有明确原发病史。在 CT 增强扫描时常出现"牛眼征"，边缘结节强化不多，且病灶强化程度一般不超过肝实质，确诊需依靠活检或手术病理证实。

6. 治疗和预后

因为大多数患者就诊时已经处于进展期，只有 20% 患者能够接受手术治疗。仅有 3% 患者生存时间超过 24 个月。PHA 主要死亡原因是脏器转移、肝衰竭和腹腔出血等。最常见的转移部位是肺，其次是脾和骨。肝脾同时发生血管肉瘤的病例也有报道，因此，有时判定哪个器官的肿瘤为原发较为困难。肝移植曾经被认为是一种有希望的治疗手段，Maluf 等报道，肝移植后，受体没有相应病史的供肝中可出现新生的血管肉瘤。有专家统计，PHA 肝移植术后无瘤生存时间只有 6 个月。因此，人们不认为 PHA 是肝移植的适应证，目前仍然建议在没有发生转移的情况下，采用手术切除的方式。

总之，PHA 高度恶性，预后差。临床上遇到有原因不明的肝脏实性肿物，病程进展快而无乙型肝炎、肝硬化病史且血清 AFP 水平正常，CT 动态增强具有以边缘及中间同时或以中间为先的结节状、斑片状逐渐强化并中心填充等特点的患者，应考虑到 PHA 的可能，但最终确诊还需依靠病理活检证实。

病例点评

此患者入院诊断为亚急性肝衰竭，进展较快，内科治疗效果差，在病因不明确的情况下行肝移植手术，术后病理显示肝脏血管肉瘤，这是我们误诊的一个病例。对于肝衰竭的患者，我们不能持固有思维，先入为主是病毒、药物、酒精等因素所致，尤其是肝大、病因不清、影像特殊的患者要进一步完善检查，多学科会诊，以免造成误诊、漏诊。

（耿　楠）

参考文献

[1] VALENZUELA J E, POVEDA M J L, FUENZALIDA F J P, et al. Hepatic angiosarcoma: Presentation of two cases[J]. Rev EspEnferm Dig, 2009, 101（6）: 430-433.

[2] MOHLER D G, CHEN W W, BLOOM H. Angiosarcoma of the hand associated with chronic exposure to polyvinyl chloride pipes and cement [J]. J Bone Joint Surg Am, 1998, 80（9）: 1349-1354.

[3] HAMILTOM S R, AALTONEN L A. Pathology and genetics tumors of the digestive system [M]. Lyon: IARC Press, 2000: 196-198.

[4] LOCKER G Y, DORDSHOW J H, ZWELLING L A, et al. The clinical featuresof hepatic angiosarcoma [J]. Medicine, 1979, 58（1）: 48-50.

[5] MOLINA E, HERNANDEZ A. Clinical manifestations of primaryhepatic angiosarcoma[J]. Dig Dis Sci, 2003, 48（4）: 677-679.

[6] CHIU O, FRANK J D, DOW C A. Hepatic angiosarcoma: detectionwith computed tomography[J]. Austr Radiol, 2005, 49（2）: 163-165.

[7] 周梅玲, 严福华, 叶芳, 等. 原发性肝脏血管肉瘤的影像学表现 [J]. 中华肝脏病杂志, 2008, 16（2）: 136-137.

[8] 宋天强, 孔大陆, 李强. 肝脏血管内皮肉瘤 10 例分析 [J]. 实用癌症杂志, 2007, 22（5）: 493-494.

[9] TAKASHI K, FLETCHER J G. Primary hepatic angiosarcoma: findings at CT and MR imaging[J].Radiology, 2002, 222（3）: 667-668.

[10] KOJIRO N O. Recurrence of hepatocellular carcinoma: multicentric occurrence or intrahepatic metastasis: a viewpoint in terms of pathology[J]. J Hepatobiliary Pancreat Surg, 2001, 8（5）: 404-406.

[11] YU R, ZHANG S, HUA J, et al. Hepatic angiosarcoma: CT findings [J].Chin Med J, 2003, 116（2）: 318-320.

[12] 张嫒, 张芳, 张宏伟, 等. 肝脏原发性血管肉瘤 1 例 [J]. 中国临床医学影像杂志, 2009, 20（2）: 146-147.

[13] YU R S, CHEN Y, JIANG B A, et al. Primary hepatic sarcoms: CT findings [J]. Eur Radiol, 2008, 18（10）: 2196-2205.

[14] PETERSON M S, BARON R L, RANKIN S C, et al. Hepatic angiosarcoma: findings on multiphasic contrast-enhanced helical CT do notmimic hepatic hemangioma[J]. AJR Am J Roentgenol, 2000, 175（1）: 165-170.